DEMMLER VERLAG

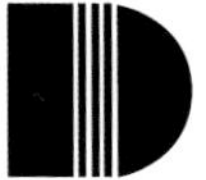

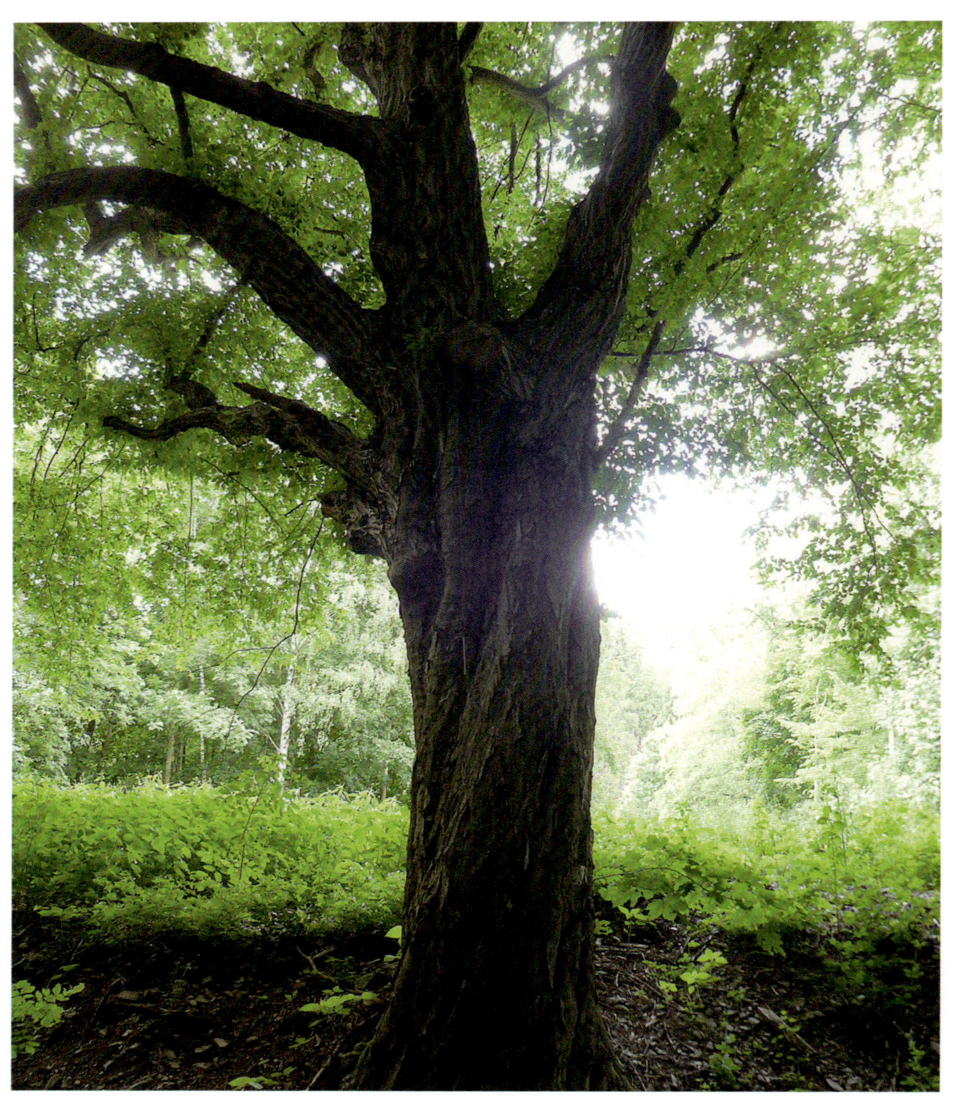

„Bäume sind ein Geschenk der Erde an den Himmel."
(Verfasser unbekannt)

Elvira Grudzielski

Die heilende Kraft der Bäume

Anwendung, Wirkung und Mythos

DEMMLER VERLAG

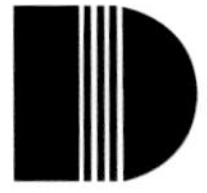

Bildnachweis:

Titelfoto: „Eichenstamm im Licht“
Rücktitelfoto groß: „Früchte und Blätter der Eiche“
Rücktitelfotos klein: „Heilvorrat“, „gesammelte Wurzelstücke“, „Sud für Umschläge“
Fotos: Elvira Grudzielski, außer Seiten: 30–31, 37, 77, 79, 85, 90, 101: Dr. Lutz Gebhardt

Dieses Buch wurde sorgfältig erarbeitet. Alle Rezepte haben wir selber ausprobiert. Sie sind als machbare Beispiele zu verstehen. Die Autoren und der Verlag übernehmen keinerlei Haftung.

In Dankbarkeit Cornelia und meinen Freunden gewidmet.

Impressum:

An der Bäderstraße 7 c
18311 Ribnitz-Damgarten
Tel.: 03821 / 706397
Fax: 03821 / 708876
info@demmlerverlag.de
www.demmlerverlag.de

Grafische Gestaltung: Matthias Krempien, Grafikdesigner (HBFS)
Satz und Layout: Matthias Krempien, Grafikdesigner (HBFS)
Druck und Verarbeitung: DZA Druckerei zu Altenburg GmbH, Altenburg

2. Auflage 2016
ISBN 978-3-944102-01-6

Zum Geleit

Lange bevor es die Menschheit gab, gab es Bäume, die über den gesamten Erdball angesiedelt waren. Zu den ältesten Bäumen der Welt gehört eine Kieferart in White Mountain, Kalifornien. Die unter dem Namen Grannenkiefer bekannte Kieferart wächst in den Bergen nahe der Baumgrenze. Diese Baumart ist rund 5.000 Jahre alt.

Bäume sind die grüne Lunge der Erde. Ohne Bäume gäbe es für die Menschheit und die Tierwelt kein Überleben. Bäume sorgen für den nötigen Sauerstoff und wirken gleichzeitig wie ein riesiger Filter, der die schädlichen Partikel aus der Luft reinigt. So ist beispielsweise nachgewiesen, dass eine 100 Jahre alte Buche in einer Stunde 1,7 Kilogramm Sauerstoff freisetzt. Mit dieser Menge Sauerstoff können 50 Menschen eine Stunde lang atmen. Deshalb ist es extrem tragisch, dass so viel Wald tagtäglich abgeholzt wird, insbesondere der Regenwald. In diesen riesigen Wäldern mit Millionen von Blättern und Nadeln wird der meiste Sauerstoff für unser aller Leben produziert.

Aber Bäume sind nicht nur Atemspender und Luftreiniger. Sie besitzen darüber hinaus zahlreiche wertvolle Wirk- und Inhaltsstoffe zum Heilen von Krankheiten, die seit Jahrtausenden von den Menschen erkannt und in den verschiedensten Kulturen, Klöstern, in der Volksmedizin und in der Pharmaindustrie angewendet wurden und werden. Bäume sind Energie- und Heilpflanzen zugleich.

Für frühere Generationen waren sie heilig, wurden verehrt, boten Schutz, nahmen Ängste und symbolisierten das Leben und die Fruchtbarkeit.

Eine Vielzahl von Wirkstoffen der Bäume ist bis heute nicht wissenschaftlich nachgewiesen. Trotzdem haben sie aufgrund der Erfahrungen pflanzenkundiger Menschen seit Jahrhunderten ihre Berechtigung.

So wurde das alte Baumwissen über Generationen immer weitergegeben, obwohl mit der Zeit viele Anwendungsmöglichkeiten verloren gegangen sind. Seit einigen Jahren ist endlich eine Umkehr auf diesem Gebiet zu erkennen. Langsam gibt es ein anderes Bewusstsein im Umgang mit der Natur und ihren wertvollen Pflanzenschätzen.

Dieses Buch soll Anregung sein, sich mit dem alten Baum- und Volksheilkundewissen zu beschäftigen. Möge der Leser das eine oder andere gesammelte Rezept für sich entdecken und als sanfte Medizin zur Anwendung bringen. Das vorliegende Buch möchte Ausgangspunkt sein, die Liebe zur Natur mit ihrem vielseitigen und heilenden Pflanzenreichtum greifbar zu machen, Bekanntes weiter zu vertiefen und neue Erkenntnisse zu sammeln und zu bewahren.

Elvira Grudzielski
Im Frühjahr 2013

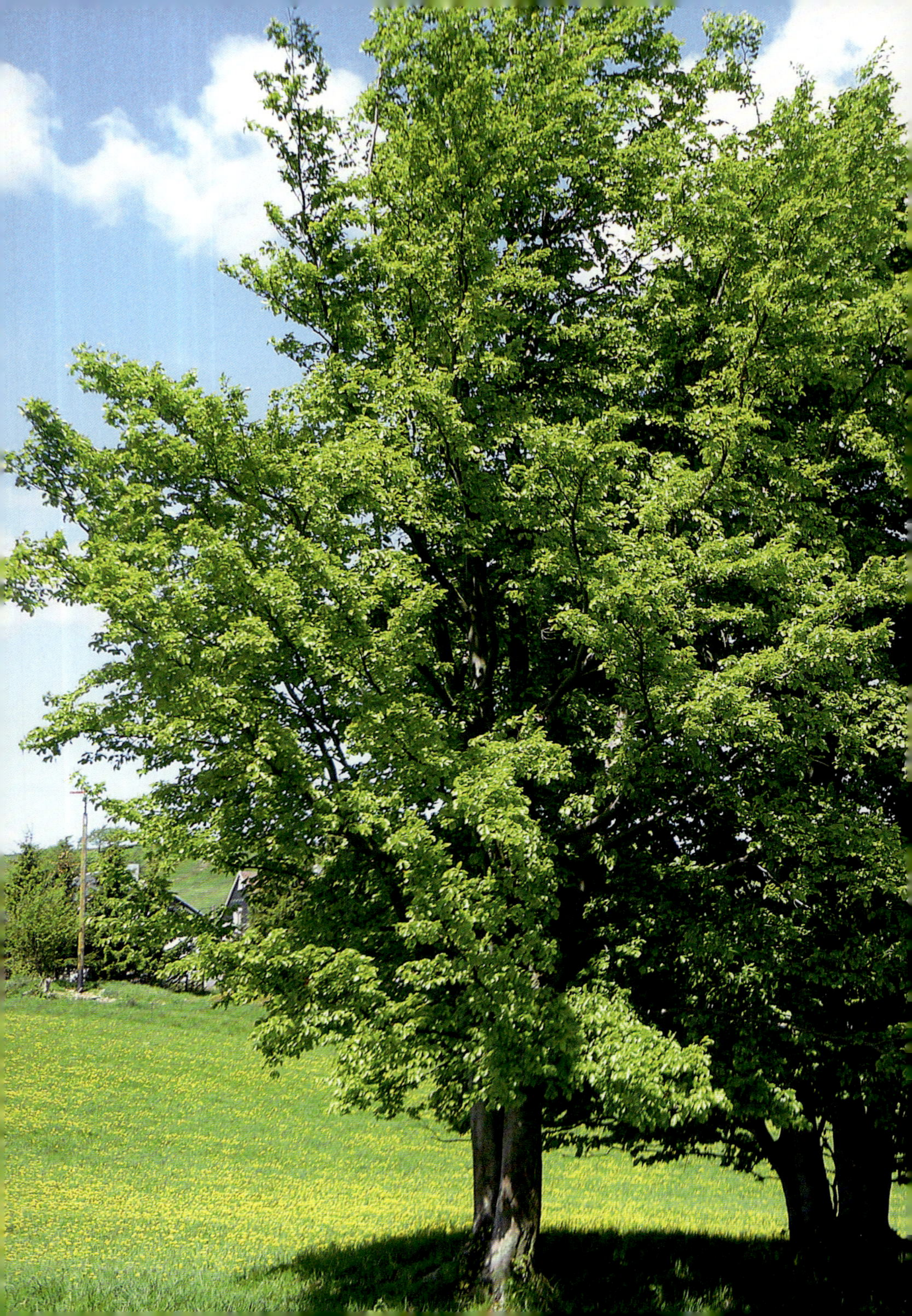

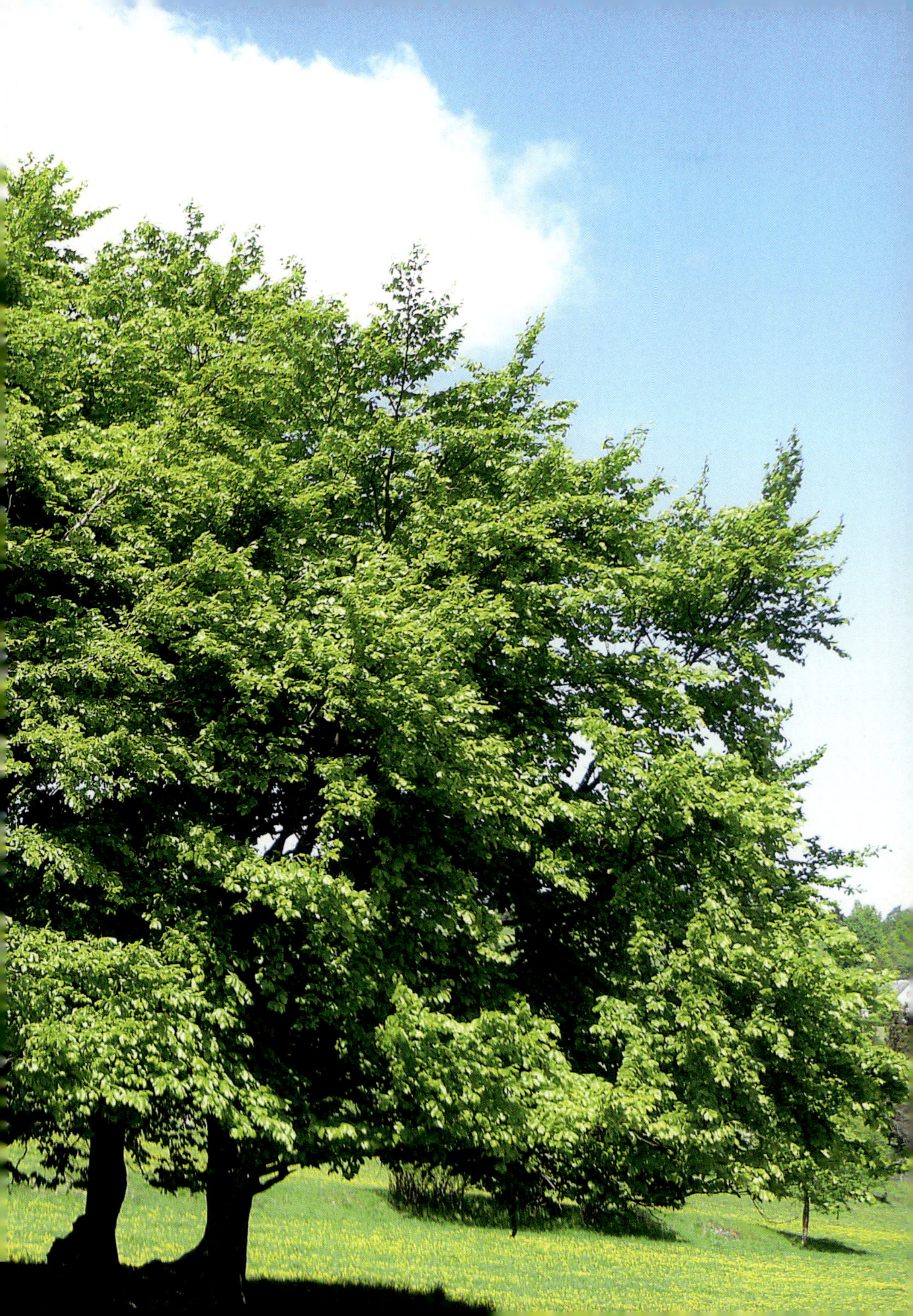

Sammeln, Trocknen und Konservieren

Von den Heilbäumen können die Blüten, die Blätter, die Früchte, die Rinde und die Wurzeln gesammelt werden. **Hierbei gibt es einige Hinweise zu beachten:**

Gesammelt werden Blüten, Blätter und Früchte nur bei trockenem Wetter. Außerdem werden nur gesunde Pflanzenteile gesucht, die keine welken, braunen und von Fäulnis befallenen Stellen haben. Blüten, Blätter, Früchte und Rindenteile sollten nicht gewaschen werden, da sonst wichtige Inhaltsstoffe verlorengehen. Ausgenommen von dieser Regel sind frische Pflanzenteile, welche zum sofortigen Verzehr bestimmt sind.

Die Blüten sollten am späten Vormittag oder späten Nachmittag gesucht werden, bevor sie ganz geöffnet sind. Die Blüten dürfen beim Sammeln nicht zusammengedrückt oder gequetscht werden, damit ihre wertvollen Inhaltsstoffe, wie z. B. ätherische Öle, nicht verlorengehen. Nach dem Sammeln werden sie auf saugfähigem Papier zum Trocknen locker ausgebreitet. Auch ein mit engmaschiger Gaze bespannter Rahmen, welcher immer wieder verwendet werden kann, eignet sich dafür.

Die Blätter sind nach Möglichkeit immer als junge und frische Exemplare zu suchen. Sie werden nach dem gleichen Prinzip wie die Blüten getrocknet. Hier kann auch die Trocknung in Bündeln angewandt werden. Dazu werden die Blätter zu kleinen Bündeln zusammengebunden und an schattigen, warmen und luftigen Plätzen zum Trocknen aufgehängt.

Bild S. 8/9: *Buchenhain im Sonnenschein*

Die Früchte werden je nach Baumart schonend wie Blüten und Blätter getrocknet. Früchte wie Kastanien, Eicheln und Bucheckern können auf einem Blech bei geringer Hitze und mit etwas geöffneter Backröhre im Herd schneller getrocknet werden.

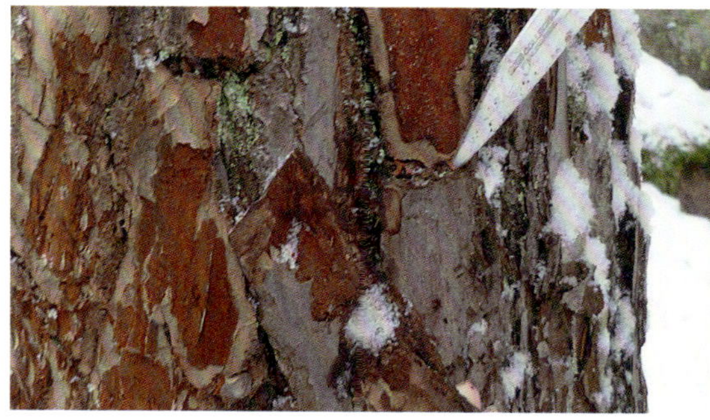

Nur die oberen Rindenstücke entfernen

Die Rinde wird im Frühjahr oder Herbst gesucht, weil ihre Kraft in diesen Monaten am stärksten ist. Sie wird in kleinen Streifen bei feuchtem Wetter vom Baum geschält. Hier muss darauf geachtet werden, dass niemals zu tief in die Rinde eines Baumes geschnitten wird, damit der Baum nicht „ausblutet". Die Rindeneinschnitte können auch versiegelt werden, indem man etwas Erde vom Waldboden nimmt und sie über die Baumwunden streicht.

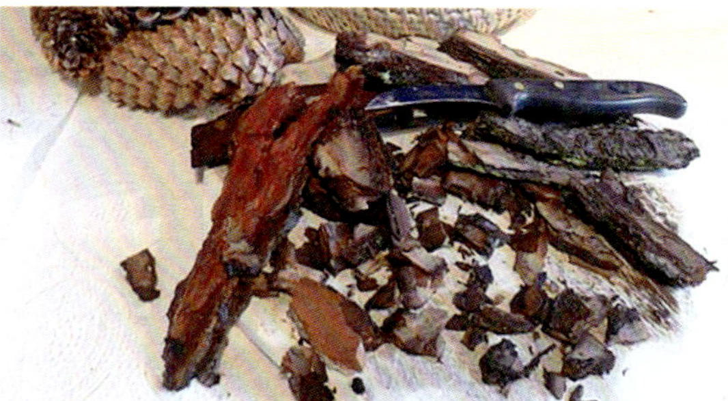

Rindenstücken zerkleinern

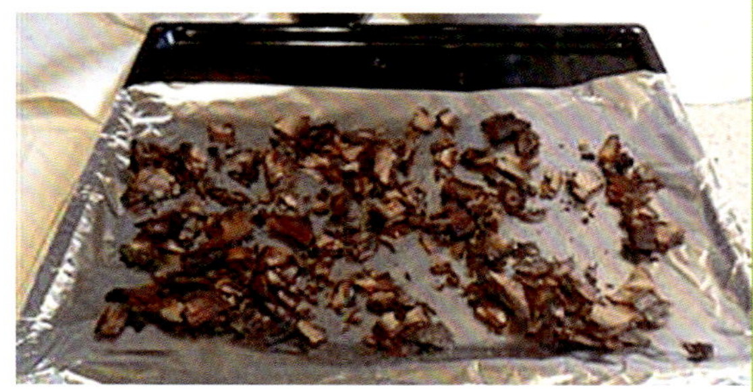

Zum Trocknen auf ein Backblech geben

Die Wurzeln werden im Herbst oder Frühjahr gesammelt, weil zu dieser Jahreszeit die intensivsten Inhaltsstoffe in der Wurzel vorhanden sind. Wurzelstücke werden unter kaltem Wasser mit einer kleinen Bürste schonend abgeschrubbt. Zum Trocknen können die Wurzelstücke auf einen dünnen Bindfaden aufgefädelt werden. Danach werden sie an einem trocknen, luftigen und warmen Platz aufgehängt. Eine andere Möglichkeit wäre, die Wurzelstücke etwas zu zerkleinern und wie die Rinde in der Backröhre bei leicht geöffneter Tür und langsamer Hitze zu trocknen.

Das Sammeln von einzelnen Bestandteilen eines Baumes, wie Blüten, Blätter, Früchte, Rinde oder Wurzeln sollte nach dem gleichen Prinzip wie bei Wildpflanzen erfolgen: Gesammelt wird niemals von Bäumen, die an Verkehrsstraßen stehen und Schadstoffen wie Abgasen, Streusalzen im Winter oder anderen Umweltbelastungen ausgesetzt sind. Mit einfachen Worten könnte man sagen, je weiter die Heilbäume in einem gut funktionierenden Wald oder Wiesenstück stehen, um so günstiger ist es für den Menschen, die grüne Apotheke eines Baumes zu nutzen. Aber auch wenn in einer Region nicht optimale Bedingungen für das Sammeln von Blättern, Früchten oder Rinde vorhanden sind, braucht man bezüglich der Verwendung der gesammelten Teile keine Bedenken zu haben, denn jeder Baum funktioniert wie ein eigenes, in sich geschlossenes Ökosystem. Tagtäglich nimmt der gesamte Baum die Umweltgifte in sich auf, filtert dabei über seine eigenen Zellestrukturen die Schadstoffe, so dass der Mensch bedenkenlos Blätter, Rinde, Früchte und Wurzeln für sich nutzen kann.
Trotzdem ist es beim Sammeln von Vorteil, wenn im Frühjahr die ersten frischen Blätter gesucht werden, weil diese richtig zart und noch nicht so verhärtet sind wie älteres Blattwerk. Alle wertvollen Inhaltsstoffe sind besonders in den jungen, frischen Blättern, Trieben und Blüten vorhanden und dadurch die beste Grundlage für eigene Heilanwendungen. Im Kreislauf der Natur beginnt der Baum sich im Herbst dann gewissermaßen von Kopf bis Fuß wieder selbst zu reinigen.

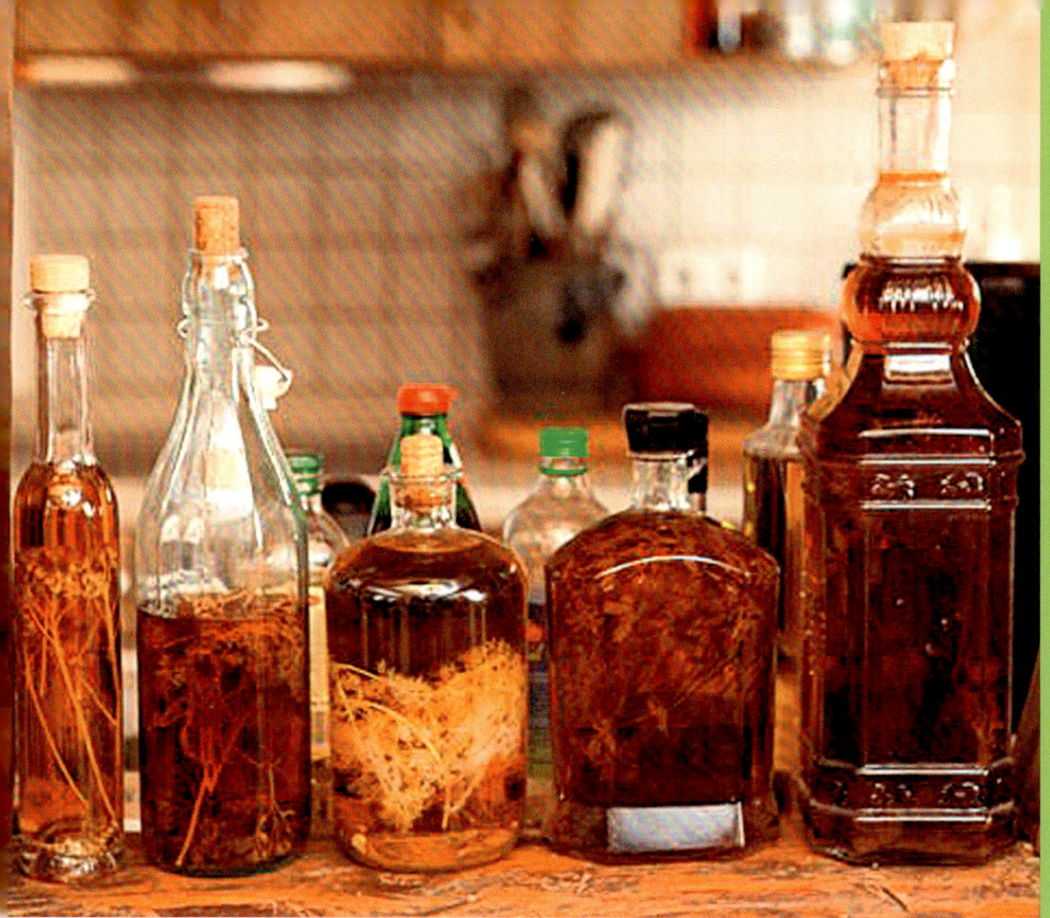

„Der Heilvorrat“

Er stellt die Produktion von Chlorophyll ein, welches für das Grün der Blätter verantwortlich ist. Er verliert seine alten Herbstblätter, seine Säfte ziehen sich langsam zurück, das Wachstum wird eingestellt und fast kommt der gesamte Stoffwechsel zum Stillstand. Der Baum gönnt sich eine Art „Winterruhepause“ um sich zu regenerieren und zu erneuern. Erst im Frühjahr beginnt ein Baum wieder zu arbeiten. Er produziert das wichtige Chlorophyll für seine Blätter, reinigt die Luft, befreit sie von Schadstoffen, gibt uns den nötigen Sauerstoff zum Atmen und sorgt mit seinen eigenen heilenden, unbelasteten Wirkstoffen für die Gesundheit von Mensch und Tier.

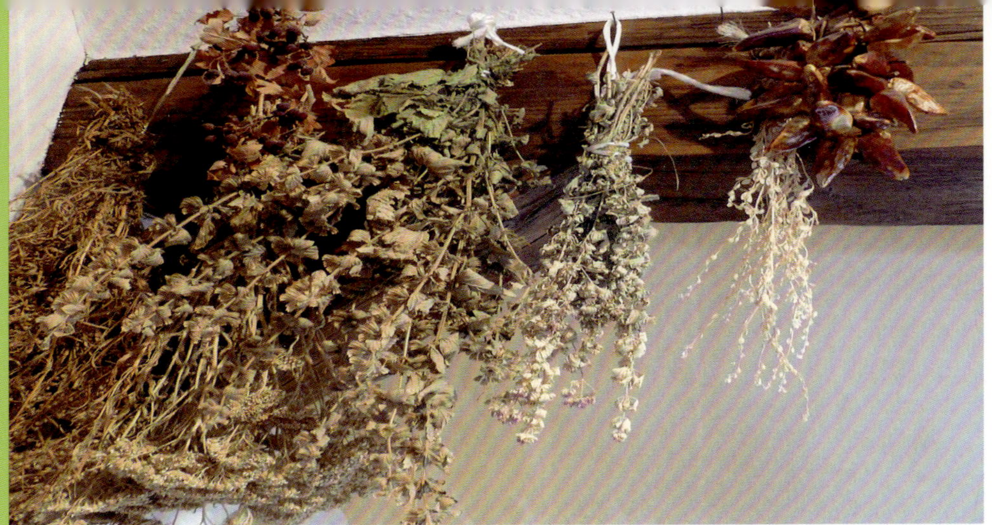

Getrocknete Kräuter, Blätter und Blüten

Die meisten Allergiker reagieren besonders auf die ersten Pollen von Haselnuss, Rotbuche und Birke. Doch genauso unterschiedlich wie die gesamte Pflanzenwelt sind die möglichen Reaktionen bei Allergikern. Das heißt, jeder Allergiebetroffene muss sich mit seinen jeweiligen Allergien auseinandersetzen und selbst einschätzen, welche Bäume und Pflanzen in frischem oder getrocknetem Zustand für ihn geeignet und verwendbar sind!

Hinweis: Vor dem Sammeln von Pflanzen, Bäumen und Sträuchern sollte sich jeder, der sich für die Naturschätze interessiert und sie nutzen möchte, über das geltende Naturschutz- und Landschaftspflegegesetz in seinem Land oder den Regionen informieren. Viele Pflanzenarten stehen inzwischen auf der Roten Liste der bedrohten Arten. Sie sind besonders schützenswert und müssen nachhaltig gepflegt werden, um sie vor dem Aussterben zu bewahren!

Pflanzen konservieren

Pflanzen können durch Einfrieren, Trocknen, Einlegen in Alkohol oder Öl konserviert werden.

Zubereitung von Tees

Um die Pflanzenteile der Heilbäume für Tees zu nutzen, gibt es verschiedene Zubereitungsarten:

Aufguss

Bei einem Aufguss werden die getrockneten Pflanzen mit kochendem Wasser überbrüht. Der Tee muss abgedeckt 10 bis 15 Minuten ziehen, dann wird er durch ein Sieb abgegossen und kann getrunken werden.

Abkochung

Man nimmt die entsprechende Menge kaltes Wasser, gibt seine Kräuter hinein, bringt es zum Kochen und lässt alles 5 bis 20 Minuten sieden. Oder man übergießt die Kräuter mit kochend heißem Wasser und lässt sie dann ziehen. Wurzelteile und Rinden, welche besonders hart sind, werden zwischen 30 bis 60 Minuten gekocht.

Kaltauszug

Die Pflanzen werden mit der entsprechenden Menge kaltem Wasser übergossen und bleiben 6 bis 8 oder 12 bis 24 Stunden stehen. Es kommt ganz darauf an, wie lange die einzelnen Pflanzenteile, Wurzeln oder Rinden ziehen müssen. Am nächsten Tag kann der Kaltauszug als Tee trinkgerecht erwärmt und angewendet werden.

Die Zubereitung von Tees sollte nie in Metallgefäßen erfolgen. Porzellan, Glas oder Steingut sind die idealen Behältnisse. Beim Aufbrühen oder Kochen der Pflanzenteile müssen alle Tees immer abgedeckt werden, damit die ätherischen Öle nicht freigesetzt werden und sich verflüchtigen.

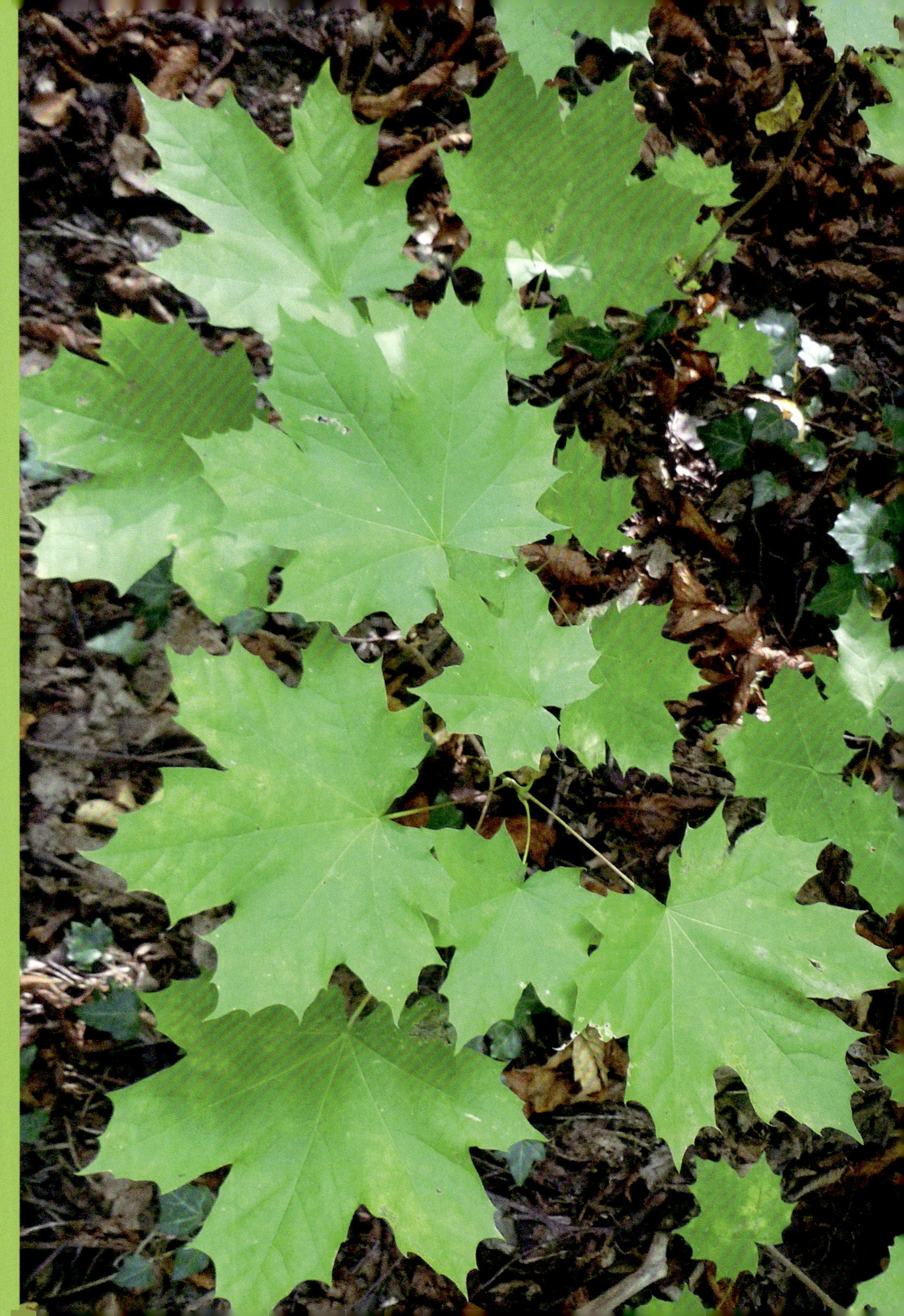

Ahorn

Bergahorn *(Acer pseudoplatanus)*
Feldahorn *(Acer campestre)*
Spitzahorn *(Acer platanoides)*

Standorte: Straßenränder, Feld- und Waldränder, Parkanlagen, Laubwälder, Mischwälder
Blüte: April bis Mai
Sammelzeit: Frühjahr bis Herbst
Verwendete Pflanzenteile: Blätter, Äste, Saft, Holz
Wichtige Inhaltsstoffe: Kalzium, Eisen, Kalium, Gerbstoffe, Seifenstoffe, Tannine, Phytosterin, Flavonoide, Gerbstoffe, Proteine und Cholin
Eigenschaften: kühlend, entzündungshemmend
Anwendungen: Gallen- und Leberbeschwerden, Arthritis, Akne und andere Hautentzündungen, eitrige Wunden, Gelenkschmerzen, geschwollene Glieder, Insektenstiche, wirkt fiebersenkend

Anwendungsgebiete

Als Heilbaum kommen alle drei Arten des Ahorns gleichermaßen in Frage. Es ist bekannt, dass die Blätter des Feldahorn besonders gut kühlen. Sie werden deshalb gern bei Insektenstichen, Hautschwellungen und -entzündungen aufgelegt. Hildegard von Bingen kochte die Ahornblätter und verabreichte sie bei Fieber. Unsere Vorfahren verwendeten die jungen Blätter im Frühjahr in Salatspeisen.

Pflanzenkunde

Der Ahorn kommt in Europa vorwiegend in den drei Arten Bergahorn, Feldahorn und Spitzahorn vor. Auch in den USA und Asien fühlt sich der Ahorn mit seinem hellen, fast weißen und warmen Holz zu Hause. Als Heilbaum sind alle drei Arten von Bedeutung.

Bild links: *Die Blätter des Spitzahorns*

Dabei findet man den Bergahorn wie der Name schon verrät, hauptsächlich in den Mittelgebirgen und im Hochgebirge, bis zu einer Höhe zwischen 1.500 und 1.600 Meter. Dagegen liebt es sein Artgenosse der Feldahorn gemächlicher. Er säumt Straßenränder, Feld- und Waldränder. Ähnlich auch der Spitzahorn, welcher mit seinen großflächigen Blättern – die im übertragenen Sinne einer Handfläche ähnlich sehen – in Parks und größeren Gärten, aber auch an Wanderwegen in Misch- und Laubwäldern vorzufinden ist. Unter den Laubbäumen ist er vom Wuchs nicht der allergrößte. Der Ahorn erreicht eine Höhe von bis zu 25 Meter und mit den Jahren kann er einen stattlichen Baumumfang aufweisen. Der Ahornbaum kann bis zu 500 Jahre alt werden. Im Herbst verzaubern die Bäume mit ihrer dichten Blätterpracht und durch ihre farbliche Vielfalt von grünlich, goldgelb, zinnoberrot bis rotbraun die Landschaft als bunte Naturfarbtupfer.

Mythologie

Stets hatte der Ahorn eine besondere, mentale Wirkung auf die Menschen und wurde unter anderem als Schutzbaum gegen Hexerei verehrt. Da war es nicht selten, dass ein Ahorn auf der eigenen Scholle seinen festen Platz behauptete, denn wer am Johannistag Ahornzweige schnitt und an seinem Haus anbrachte, den sollten die Zweige auch vor Blitzeinschlägen schützen. Aus Mecklenburg und Hinterpommern ist überliefert, dass der Ahorn Hexen von Viehställen fernhielt und in manchen Gegenden wurden sogar Ahornholzzapfen zum Schutz gegen das Böse in die Türschwellen eingeschlagen. In Griechenland wurde der Ahorn dem Kriegsgott Ares geweiht und viele andere Geschichten ranken sich um seine Mythologie. Selbst für die Kelten symbolisierte sein weißes Holz eine besondere Reinheit. Welche Bedeutung und Verehrung dem Ahorn über Europa hinaus zukommt, sieht man am Beispiel Kanadas: Das Land schmückt seine Flagge mit einem Ahornblatt als Symbol der Wertschätzung für seine zahlreichen Ahornwälder. Diese Wälder sind die Quelle des bekannten Zuckerahorns (Sirup) und werden von den Menschen nach wie vor genutzt.

Heilanwendungen

Ahornblätter: Für die Haut

Junge, frische und saubere Ahornblätter werden kurz kalt abgewaschen, kleingeschnitten und mit den Händen oder mit einem Holz etwas weich gedrückt. Die Blätter werden anschließend auf die entzündeten Hautstellen (jedoch nicht auf offene Wunden) gelegt. Sie kühlen und beruhigen die betroffenen Stellen.

Menschen die esoterisch veranlagt sind, sollen nach alten Überlieferungen die Ahornblätter am 24.06. sammeln. Zu diesem Zeitpunkt soll die Heilkraft besonders intensiv sein, ähnlich wie beim bekannten Johanniskraut, wo der Tag der Sommersonnenwende von gewisser Bedeutung sein soll. Die gepflückten Ahornblätter werden anschließend wie üblich getrocknet. Bei Wunden werden die getrockneten Blätter mit kochendem Wasser übergossen und bleiben ca. ½ Stunde im Wasser eingeweicht, um sie anschließend auf die betroffenen Stellen/Wunden zu legen, um damit den Heilungsprozess zu fördern.

Umschläge:

Junge frische Ahornblätter werden etwas zerdrückt und auf die geschwollenen Glieder gelegt. In dieser Art angewendet helfen sie auch bei Geschwüren, Insektenstichen und Entzündungen. Die Blätter besitzen kühlende Eigenschaften und verschaffen Linderung.

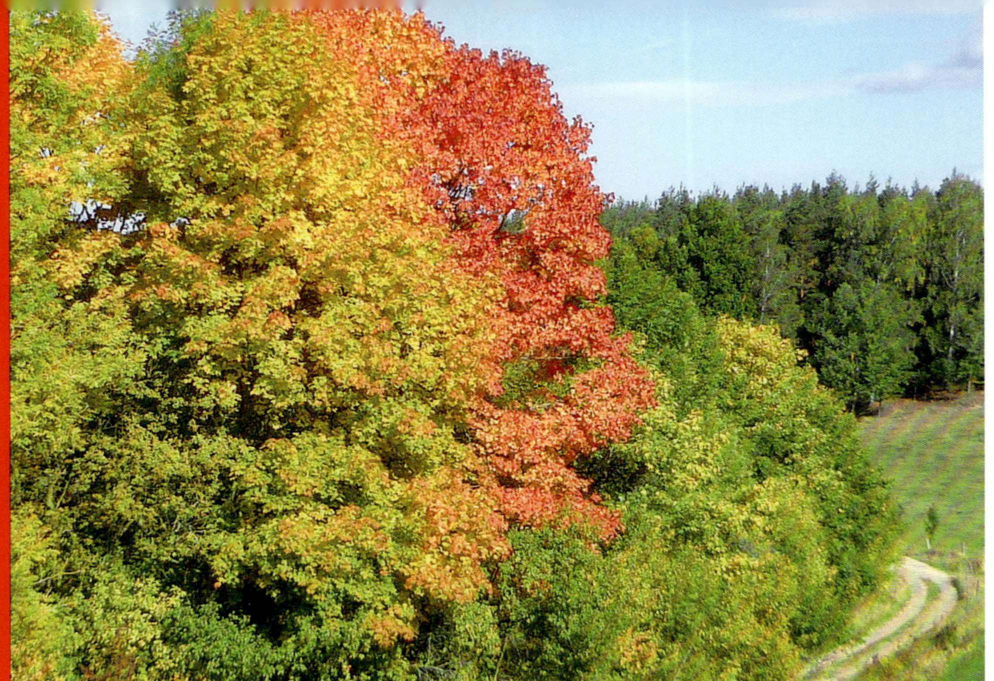

Bunt sind schon die Wälder …

Frische Ahornblätter helfen auch gegen schwere Beine und müde Füße. Die frischen Blätter werden einfach zum Kühlen in die Schuhe oder Strümpfe gelegt.

Bei Fieber werden frische Ahornblätter zerdrückt, auf die Fußsohlen gelegt (Umschläge) und Strümpfe darüber gezogen.

Der Ahorn im Volksmund

Wer sein inneres Gleichgewicht durch Hektik, Stress oder andere Umstände verloren hat, dem wird empfohlen, sich des Öfteren an Ahornbäumen Zeit zu gönnen, sich bei ihnen oder unter ihrem Blätterdach etwas auszuruhen, um wieder zu sich selbst zu finden.

Bild rechts: *Unterm farbigen Blätterdach*
Bild S. 22/23: *Herbstbäume*

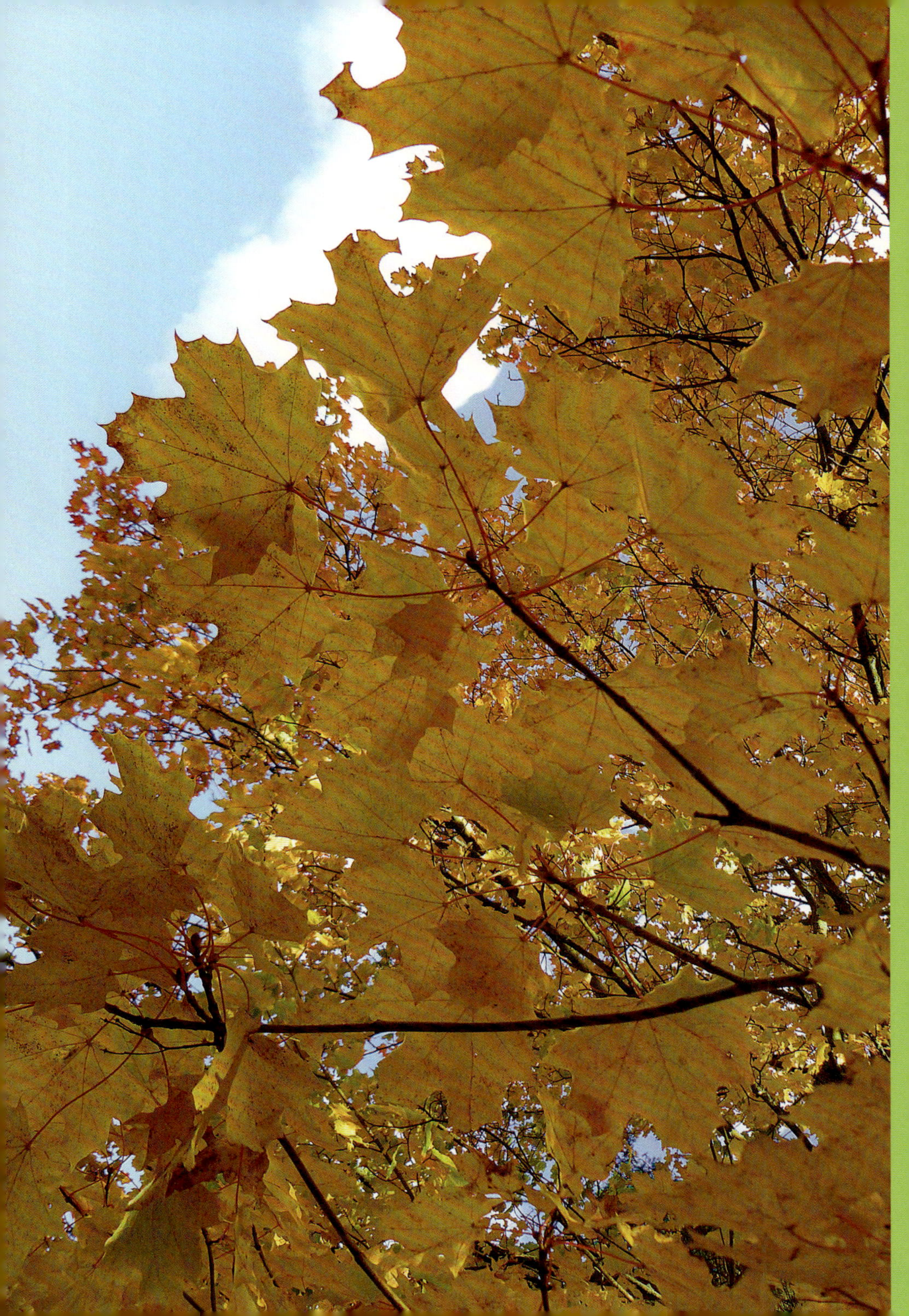

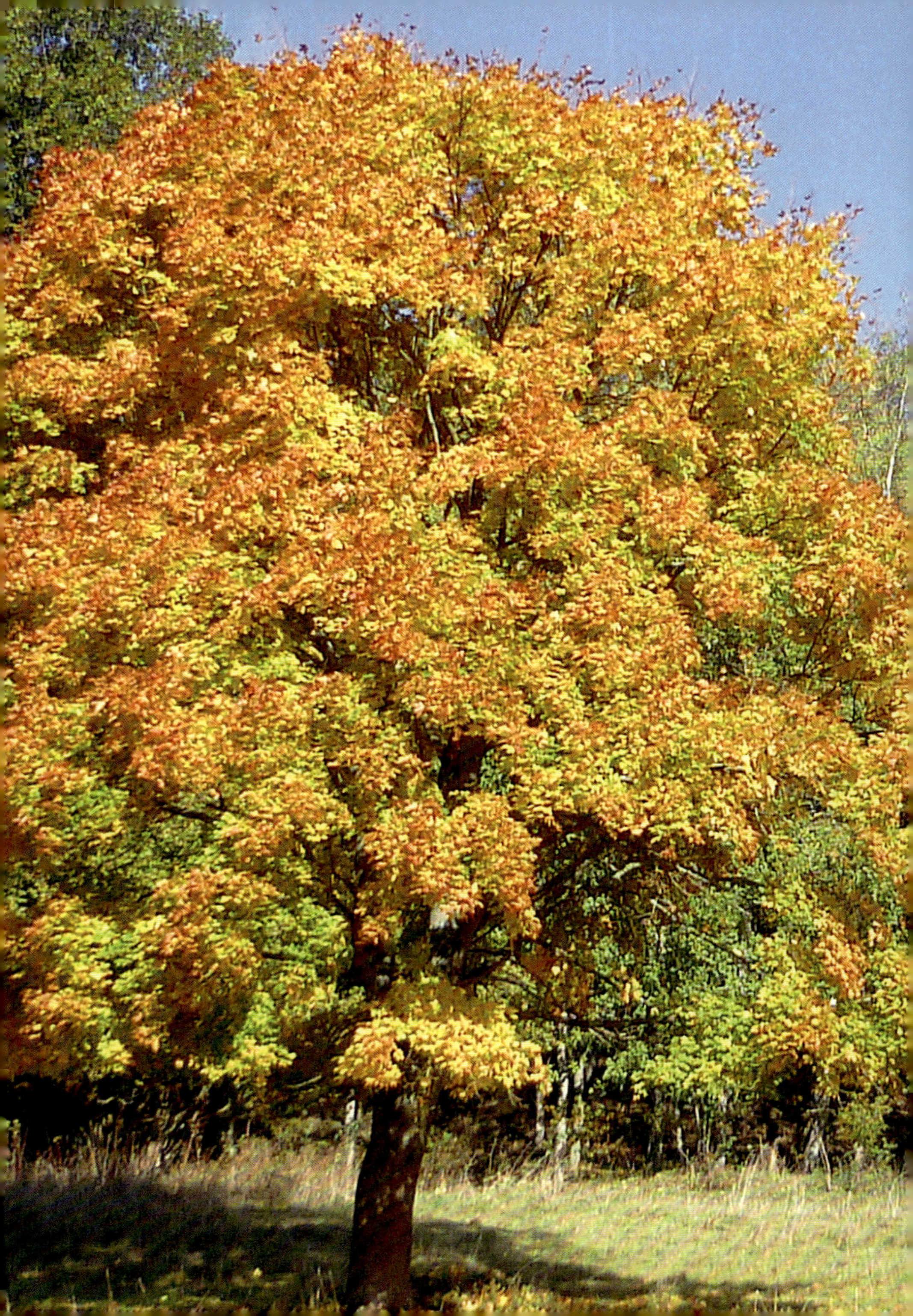

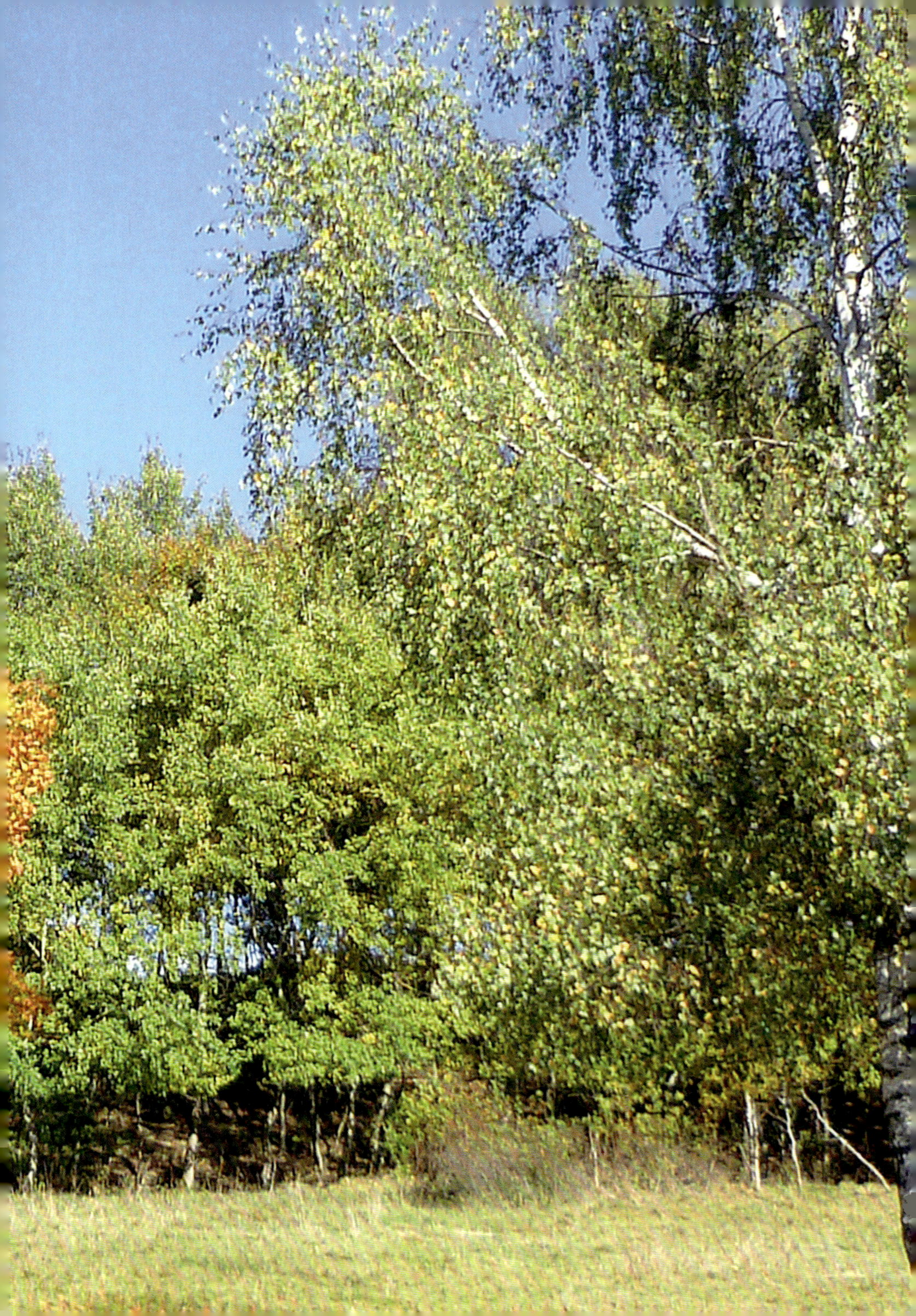

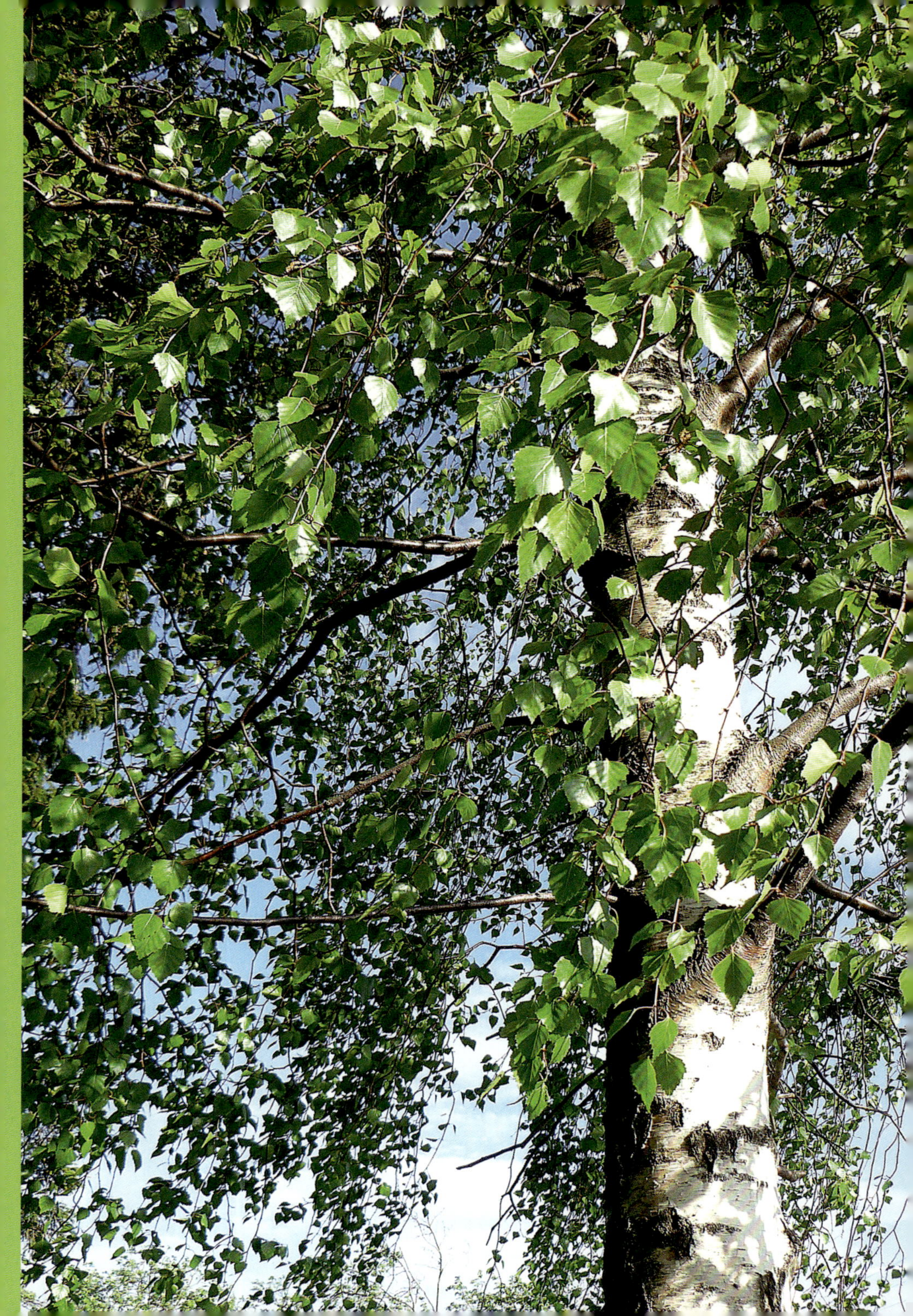

Birke

Hängebirke *(Betula pendula)*
Moorbirke *(Betula pubescens)*

Standorte: Laub- und Mischwälder, Gärten, Wegränder
Blüte: April bis Mai
Sammelzeit: Frühjahr und Sommer
Verwendete Pflanzenteile: frische und getrocknete Blätter, frischer Birkensaft, Baumrinde, kleine Äste
Wichtige Inhaltsstoffe: Saponinglycoside, Ätherisches Öl, Harz, Flavonide, Bitterstoffe, Xylit (Zucker), Kalium, Kalzium, Magnesium, Phosphor, Jod, Eisen, Betulin, Ascorbinsäure, Gerbstoffe
Eigenschaften: blutreinigend, antibakteriell, entwässernd, harntreibend, entzündungshemmend, desinfizierend, stoffwechselanregend, fördert die Wundheilung
Anwendungen: Frühjahrskur, Nierenentzündung, Hautprobleme, Gicht, Rheuma, Kalkablagerungen

Anwendungsgebiete

Die Inhaltsstoffe der Birke sind wohltuend für jeden erschöpften Körper. Die frischen Blätter im Frühjahr sind deshalb für die innere Anwendung mittels Birkenblättertee bestens geeignet. Sie enthalten unter anderem Kalium, Calcium, Magnesium, Phosphor, Jod, Eisen, Natron und ätherische Öle. Täglich werden diese Mineralstoffe aus unserem Körper ausgeschwemmt und mit Birkentee können somit viele Spurenelemente wieder zugeführt werden. Ein Birkenblättertee, egal ob aus frischen oder getrockneten Blättern, wirkt wie Balsam auf all unsere Organe und den gesamten Körper. Bei Nierengrieß, Gicht und Rheuma ist ein Birkenblättertee besonders empfehlenswert. Die Inhaltsstoffe der Birkenblätter reinigen die Gelenke und den gesamten Körper von Ablagerungen.

Bild links: *„Baum des Lichtes"*

Die Blätter wirken blutreinigend und sind durch die enthaltenen Bitterstoffe hilfreich für die Funktion der Galle. Da ein Birkenblättertee auch entwässernd wirkt, ist er für eine Entwässerungskur bestens geeignet. Hierbei muss jedoch unbedingt darauf geachtet werden, dass zusätzlich viel Flüssigkeit getrunken wird damit der Körper nicht unkontrolliert austrocknet. Nebenbei unterstützen und fördern die zahlreichen Wirkstoffe der Birke den Haarwuchs, was sich die Schönheitsindustrie schon lange zu Nutze gemacht hat.

Pflanzenkunde

Die Birke ist der Baum des Lichtes und von den Kelten wurde sie als Lebensbaum verehrt. Mit ihren Heilkräften steht sie als Frühlingsbaum für die innere Reinigung und den Neubeginn in der Natur. Die Birke ist ein Baum der sehr zeitig nach dem Winter seine frischen Blätter treibt. Sie gehört somit zu den ersten Frühblühern und ist Honigspender für die Bienen. Insgesamt gibt es etwa 40 verschiedene Birkenarten. In Mittel- und Nordeuropa ist die Birke seit über 1.000 Jahren heimisch und ihre Heilkräfte wurden schon immer von den Menschen geschätzt und angewendet.

Mythologie

Hildegard von Bingen nutzte die heilsamen Kräfte der Birke bei Hauterkrankungen und bezeichnete den Heilbaum als das „Glück". So wächst die Hängebirke *(Betula pendula)* vorwiegend in Laub- und Nadelwäldern und an Stellen wo die Böden etwas saurer sind. Sie kann eine stattliche Höhe von ca. 30 Meter erreichen und ihre Zweige lässt sie dabei ziemlich weit herunterhängen. Ihre Verwandte die Moorbirke *(Betula pubescens)* trägt die Zweige dagegen stolz aufgerichtet und ihr weißer Stamm sticht zwischen den andern Bäume sichtbar hervor. Dieser wird aber mit den Jahren etwas dunkler. Sie steht an einem feuchten Standort und wächst vorwiegend an feuchten Wiesen, Mischwäldern und Mooren. So gilt die allgemeine Aussage, dass überall da wo Birken stehen, immer etwas Wasser in den Böden vorhanden ist. Und wer im Frühjahr, wenn die Birke treibt, sein Ohr an einen Birkenstamm drückt, der kann sogar hören wie der Lebenssaft der Birke im Stamm nach oben steigt, was sich fast wie das Rauschen einer kleinen Quelle anhört. Übrigens, frischer Birkensaft im Frühjahr gezapft, ist eine der ältesten Möglichkeiten die Heilkräfte der Birke zu nutzen (aber hierbei immer den Naturschutz beachten).

Heilanwendungen

Birkenblätter-Tee:

Gesammelt werden immer die jungen, frischen Blätter, die anschließend auf sauberem, saugfähigem Papier zum Trocknen ausgebreitet werden.

Bild rechts: *Junge Birkenblätter und -kätzchen*

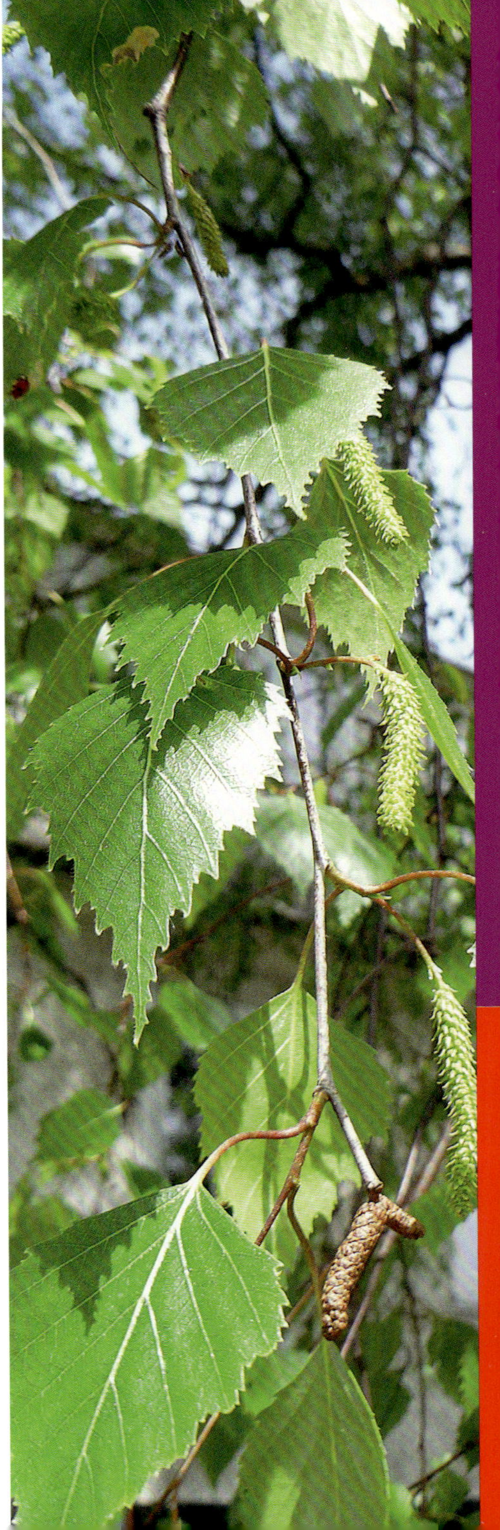

Für eine große Tasse Tee übergießt man 1 EL frische oder getrocknete Blätter mit kochendem Wasser und lässt sie 5 bis 10 Minuten abgedeckt ziehen. Täglich können 1 bis 2 Tassen getrunken werden. Für eine Frühjahrskur zur innerlichen Reinigung empfiehlt es sich, diesen Tee über einen Zeitraum von 4 Wochen zu trinken.

Birke: Für ein Wannenbad

Birkenzweige in einem Wannenbad wirken beruhigend auf die Haut (auch gegen Cellulitis) und Gelenke. Durch das warme Wasser werden die ätherischen Öle freigesetzt, die uns helfen zu entspannen und uns in unserer Haut wohlzufühlen.

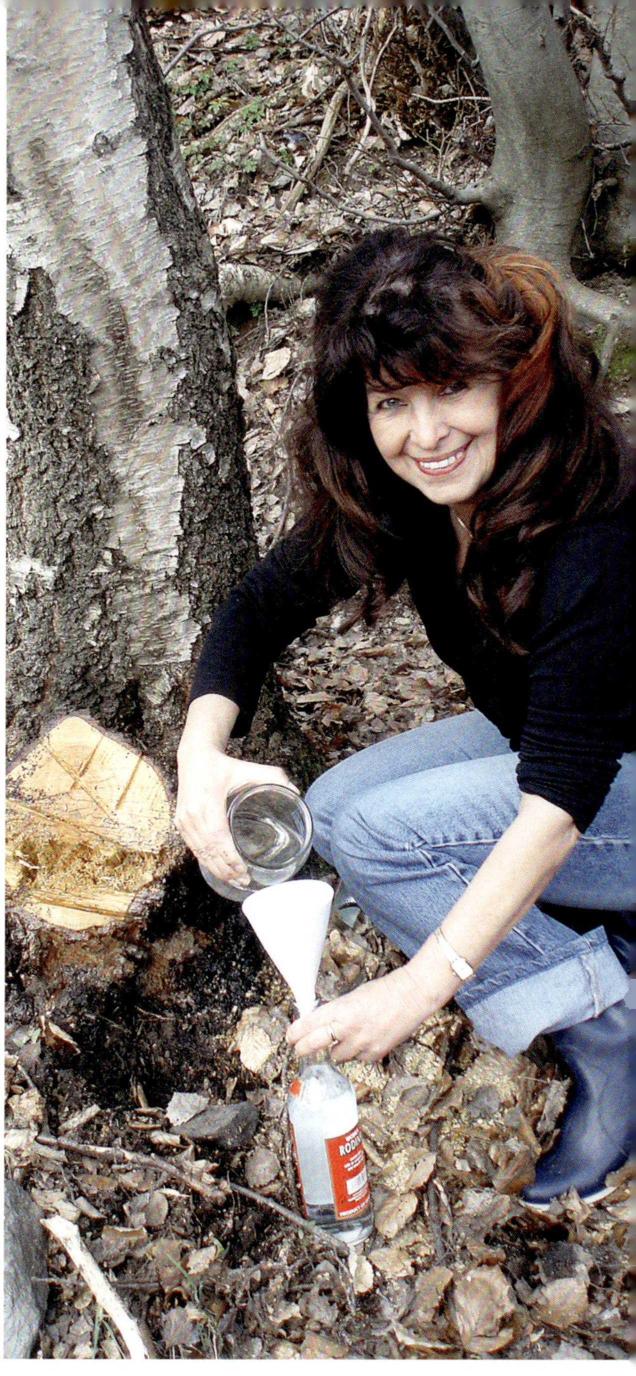

frischer Birkensaft für die Hausapotheke

Bild S. 30/31: *Birkenwäldchen*

Birkenblättertee-Sud: Für die Haare

Einen Birkenblätter-Tee wie oben beschrieben zubereiten (ohne Zucker) und abkühlen lassen. Dann den Sud in die Kopfhaut einmassieren und nicht ausspülen. Diese Behandlung wirkt gegen Schuppen und macht das Haar glänzend.

Birkenöl: Für die Haut und zur Beruhigung

Die kleinen Birkenzweige, an denen die ersten Blätter sprießen, werden auf eine Länge von ca. 4 cm klein geschnitten und ein sauberes Marmeladenglas bis zur Hälfte damit gefüllt. Anschließend gießt man ein gutes neutrales Olivenöl (oder ein gleichwertiges) über die Äste bis unter den Rand in das Glas. Dieses lässt man abgedeckt mit einem Tuch 2 bis 3 Tage am Fenster in der Sonne oder Wärme stehen. Die sich darauf bildende Maische wird täglich mit einem Löffel abgeschöpft. Nach dieser Zeit wird das Glas verschlossen und bleibt noch ca. 6 Wochen in der Wärme stehen.
Danach das Öl durch ein Sieb abgießen, auf mehrere Fläschchen verteilen, verschließen, kühl und dunkel lagern damit es nicht ranzig wird. Das Öl hilft bei Hautflecken, Hautentzündungen und wirkt äußerlich angewendet beruhigend auf Haut und Gelenke.

Die Birke im Volksmund

Die Birke als Frühlingsbaum ist der Baum des Lichtes, der Leichtigkeit. Er symbolisiert im Kreislauf der Natur den Neubeginn und die Fruchtbarkeit. Die luftige Birke beflügelt die Seele, bringt den Menschen die Fröhlichkeit zurück und nimmt ihre Blockaden. Sie wirkt entspannend und beruhigt das Gemüt. Sich in einem Birkenwäldchen aufzuhalten oder mit den ersten warmen Sonnenstrahlen im Frühling an einer Birke Rast zu machen, ist schon Erholung pur.

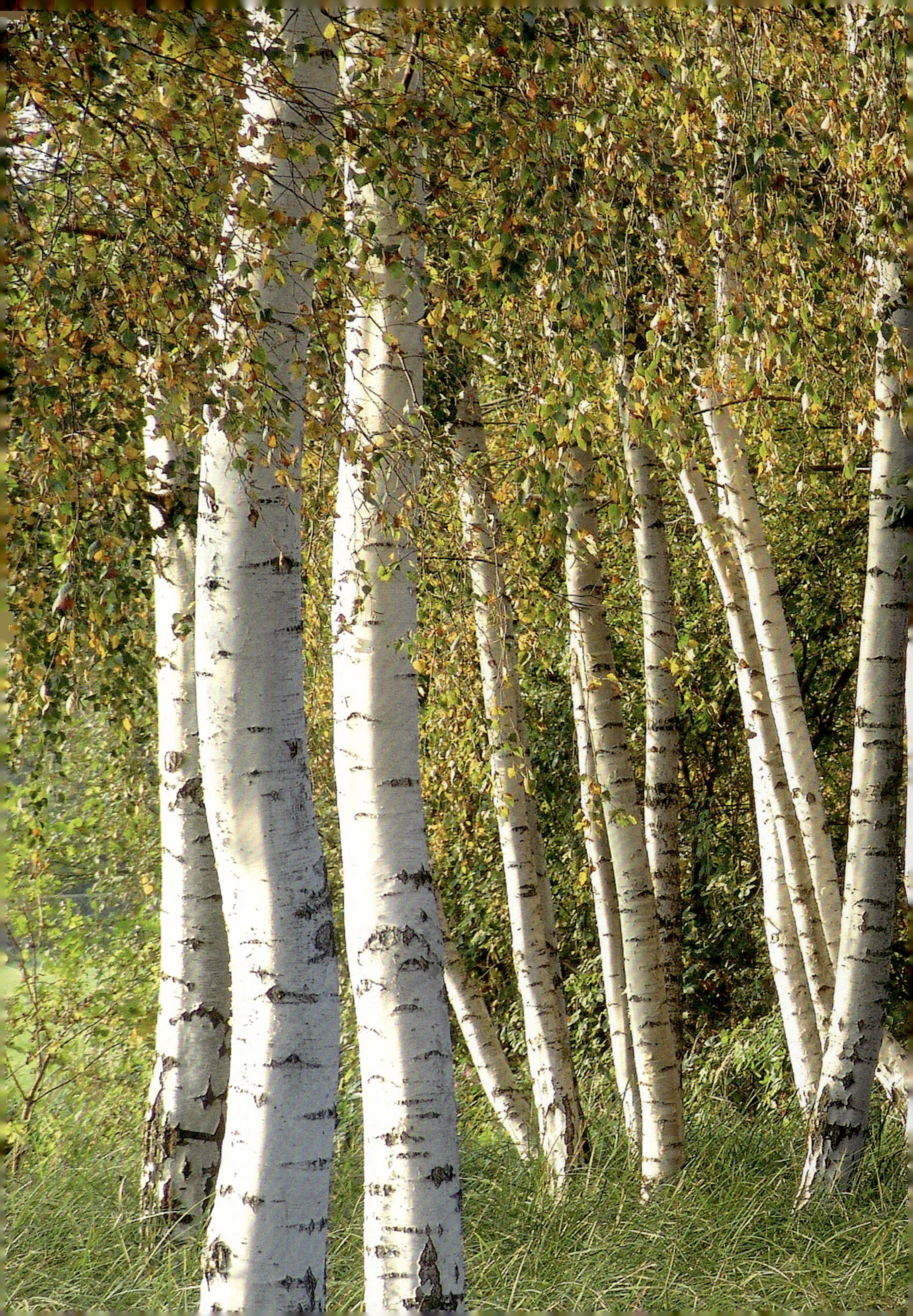

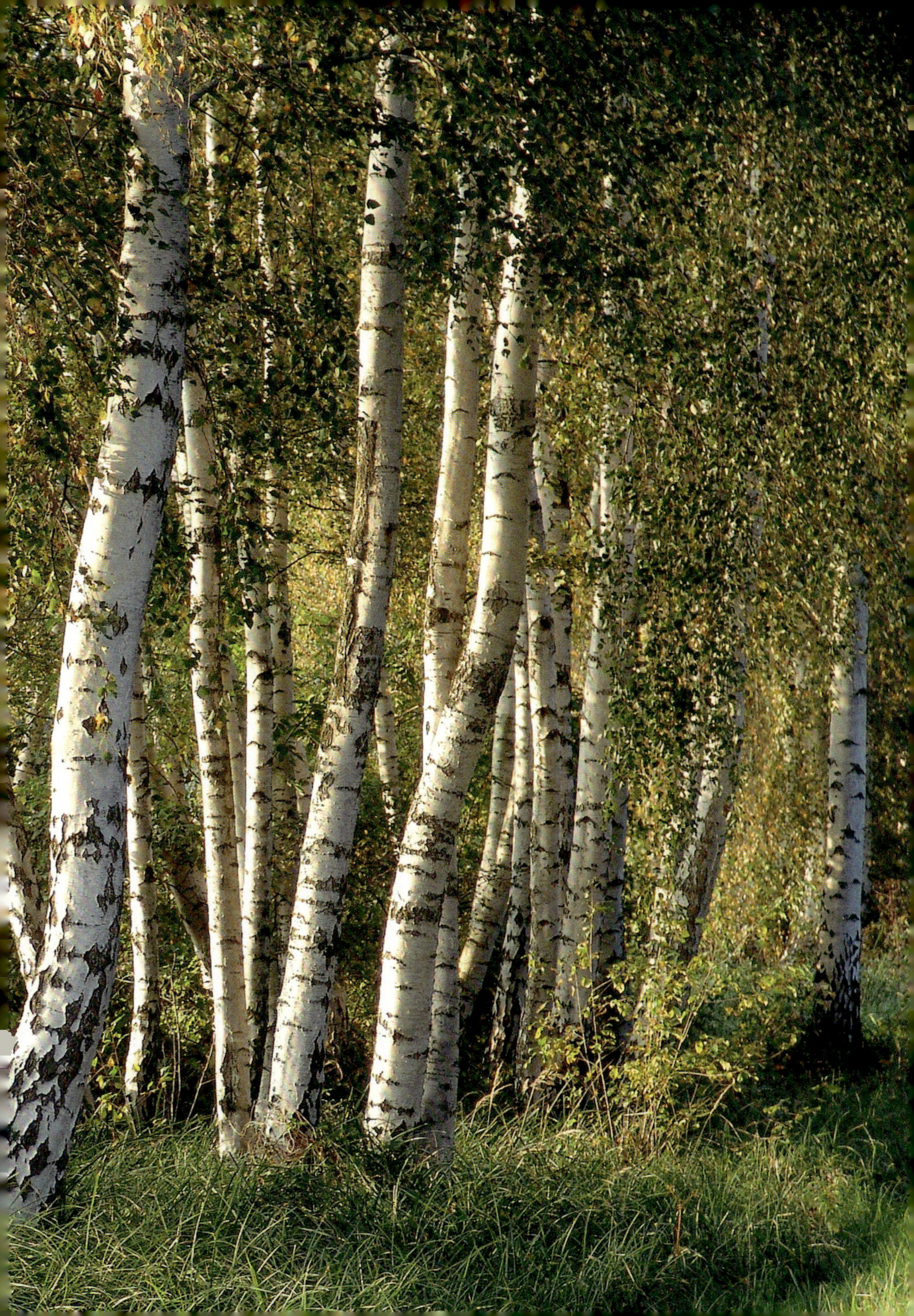

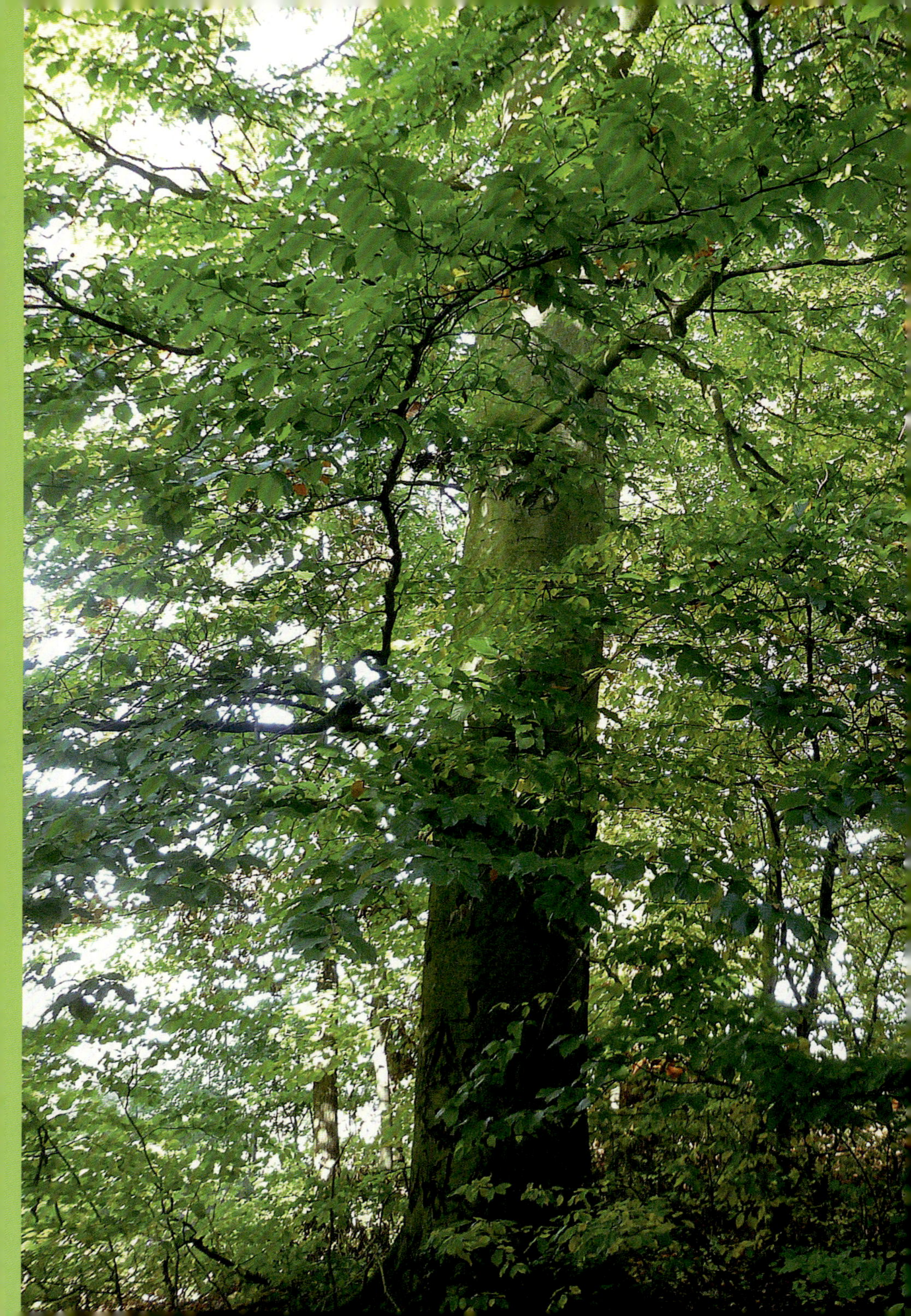

Buche Rotbuche *(Fagus sylvatica)*

Standorte: Wälder, Parkanlagen, an Straßen, Alleen, Wiesenhängen, Wald- und Bergwiesen

Blüte: April bis Mai

Sammelzeit: Frühjahr (Rinde von jungen Zweigen), Herbst (Früchte/Buchecker)

Verwendete Pflanzenteile: Holz, Blätter, Rinde, Früchte (Buchecker)

Wichtige Inhaltsstoffe: Fettes Öl bis 60%, Eiweiß, Gerbstoffe, Kreosotum, Guacol, Creosolen, Fagin, Eisen und Zink

Eigenschaften: antiseptisch, appetitanregend, adstringierend, fiebersenkend

Anwendungen: Atemprobleme, Erkältung, Fieber, Desinfektionen, Hautkrankheiten, Gicht, Rheuma

Anwendungsgebiete

In der Naturheilkunde wendet man die Buche innerlich und äußerlich an. Frische Bucheckern werden aus ihrer Schale geknackt, was ziemlich einfach mit den Fingern geht. Sie sind nahrhaft und gesund. Doch wie bei allen Pflanzen gilt der Spruch von Paracelsus: „Allein die Dosis macht das Gift". Die Bucheckern (Früchte) enthalten Trimethylamin, auch Fagin genannt, sowie Blausäure-Glykoside. Diese können bei Kindern und Erwachsenen mit empfindlichem Magen Unwohlsein und Übelkeit hervorrufen. Es wird empfohlen, nur wenige frische Bucheckern zu knabbern, eine Handvoll wäre schon zu viel.

Bild links: *Das dichte Blätterdach der Buche*

In der Medizin werden verschiedene Wirkstoffe der Buche (z. B. Buchenteer) zur Behandlung von Rheuma, Gicht und Hautproblemen (desinfizierende Wirkstoffe) in Form von Salben und ähnlichen Präparaten genutzt. Viele Wirkstoffe dieses alten Baumes sind heute noch nicht wissenschaftlich nachgewiesen um sie zur Anwendung zu bringen, denn in Studien wurden auch krebserregende Stoffe nachgewiesen. In der Volksmedizin wurde die Buche nicht ganz so intensiv eingesetzt, wodurch verschiedene Anwendungsmöglichkeiten langsam in Vergessenheit gerieten, wie zum Beispiel die Verwendung von Buchenasche zur Behandlung von Geschwüren bei Menschen und Tieren. Einige Rezepte sind jedoch überliefert und werden im Folgenden vorgestellt.

Pflanzenkunde

Volkstümlich wird die Buche als Mutter des Waldes bezeichnet, denn sie ist ein bodenständiger Baum der wenig Pflege braucht. Die Buchen zählten zu den bedeutendsten Waldbäumen überhaupt. Eigentlich gehört die Buche zu den Urbäumen, die sich schon 4.500 Jahre nach der letzten Eiszeit angesiedelt haben. Der große starke Baum, von dem es weltweit ca. elf verschiedene Arten gibt, trägt mit den Jahren eine stattliche, rundliche Baumkrone und erst nach 30 Jahren zeigt die Buche zum ersten Mal ihre Blüten. Bis zu einer Höhe von 40 Metern können ältere Buchen wachsen und kommen dabei auf einen durchschnittlichen Umfang von bis zu 5 Metern. Buchen können bis zu 300 Jahre alt werden. Ihre Heimat ist ganz Mitteleuropa und sie siedeln sich bis in eine Höhe von 1.550 Meter an.
In Deutschland wächst über große Flächen die Rotbuche. Durch Mutation hat sie ihre rötlichen bis blutroten, leuchtenden Blätter erhalten und wird auch als „Blutbuche“ bezeichnet.

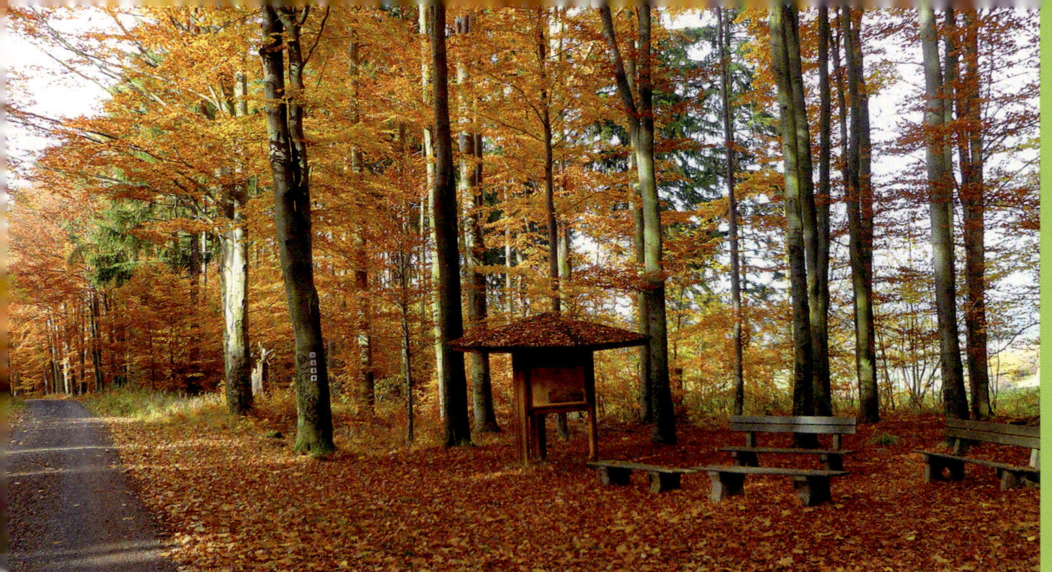

Herbstlicher Buchenwald

Mythologie

Durch ihr starkes Wurzelgeflecht bieten sie anderen pflanzlichen Kulturen einen gesunden Nährboden zum Wachsen. Das rötliche Holz wird durch seine besondere Härte gern in der Möbelindustrie und zu Holzkohle verarbeitet. Unsere Vorfahren heizten mit dem harten Buchenholz ihre Behausungen, da Buchenholz einen sehr hohen Brennwert hat und es damals kaum andere Alternativen gab. Der schöne Begriff „Buch" ist von der Buche abgeleitet, was wir den Germanen verdanken. Sie benutzten Buchenholzscheiben, die sie wie ein Buch zusammenbanden. Auf diese Buchenholzscheiben ritzten sie ihre einzigartigen Schriftzeichen (Orakelzeichen), wie auch auf ihre Zauberstäbe und Runen. In der griechischen Mythologie hatte die Buche ein großes Ansehen. So wird beschrieben, dass auf dem Olymp einst Buchen wuchsen, die von Eulen bewohnt waren. Bei den Römern wurde die Buche als Fruchtbarkeitssymbol geschätzt und die Daker ließen ihr Vieh unter Buchen weiden, weil es an diesem Ort besondere Kräfte zur Fortpflanzung gab.

In den Kriegsjahren waren die Menschen froh, wenn es in ihrer Region Buchenwälder gab, weil die Früchte, die sogenannten Bucheckern, als Nahrungsersatz sehr begehrt waren. Sie schmecken ähnlich wie Nüsse und wurden wie die Eicheln als Kaffeeersatz verwendet. Man war glücklich, wenn es ein ausgesprochen gutes Jahr für Bucheckern war, denn eine alte Bauernweisheit sagt: „Nach einem fetten Jahr folgen mehrere magere Jahre, wo eine Buche nicht immer üppig ihre Bucheckern trägt" (gilt für alle Nussarten). Den Baum kostet es gewissermaßen sehr viel Energie und Kraft für ein so reichhaltiges Früchteangebot zu sorgen, damit sich Mensch und Tier bedienen können. Erst nach fünf bis sieben Jahren kann der Naturtisch durch die Früchte einer Buche wieder reichlich gedeckt werden, denn so viel Zeit braucht der Heilbaum um sich zu regenerieren und gesund weiter zu wachsen.

Heilanwendungen

Buchentee: Bei Fieber

Gesammelt wird junge Rinde. Von ihr wird ein Tee zubereitet, um Fieber zu senken. Von dem Tee werden bis zu 5 Tassen am Tag getrunken.

Buchentee: Für Umschläge

Aus den Blättern wird ein Tee zubereitet. Der ungesüßte Teesud wird dann für Umschläge zur Linderung von Beschwerden angewendet.

Buchenblätter: Zur Beruhigung

Unsere Vorfahren füllten frische Buchenblätter in Säcke, auf denen sie dann schliefen. Die Buche hat eine beruhigende und kühlende Wirkung und sorgt für einen angenehmen Schlaf.

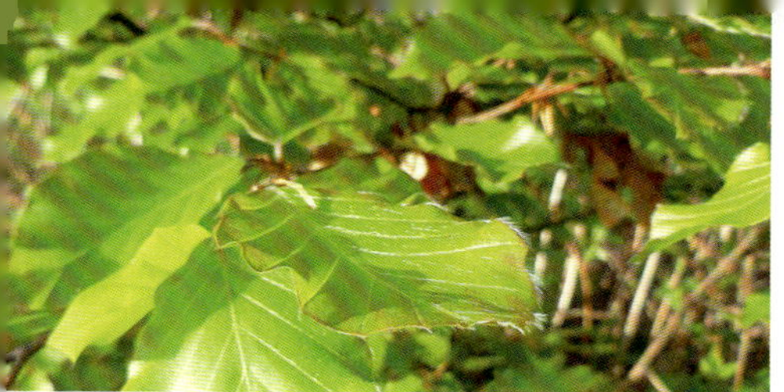

Rotbuche mit Blatthärchen

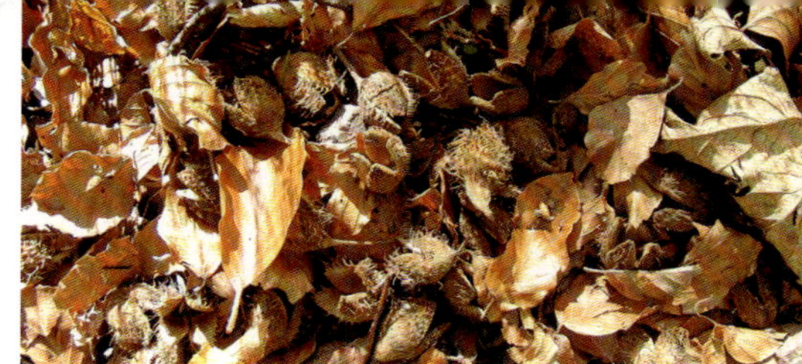

Bucheckern – Hülsen und Kerne

Buchenblätter: Bei Zahnfleischentzündungen

Das Zerkauen von frischen Buchenblättern soll bei Zahnfleischentzündungen helfen.

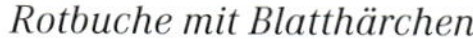

Buchenblätter: Für Umschläge

Bei Wunden und Geschwüren werden die frischen Blätter etwas zerdrückt und auf die betroffenen Stellen gelegt.

Die Buche im Volksmund

Buchen sind Charakterbäume, sie wirken stark kühlend, erfrischend und anregend, aber auch hitzeableitend. Die Buche symbolisiert Klarheit und Strenge. Der Baum lässt die Menschen richtig durchatmen und reinigt die Lunge. Wer schon einmal durch einen Mischwald mit riesigen Buchen spazieren gegangen ist, kennt dieses Gefühl. Man spürt unbewusst die positiven Kräfte der alten, starken Heilbäume und kommt sich neben ihnen oft winzig klein vor.

Küchentipp

Achtung beim Verzehr von frischen Bucheckern!

Unter den zahlreichen Speiseölen gibt es von den Früchten der Buche (Bucheckern) hochwertige Speiseöle im Handel zu kaufen. Wer Zeit hat und sich die Mühe machen möchte, der kann Bucheckernkerne selbst trocknen und sie zu Mehl verarbeiten, welches zum Backen oder für diverse Speisen verwendet wird. Kulinarisch schmecken getrocknete Bucheckern ähnlich wie die aromatischen Nüsse und können genauso über Salate oder Desserts gerieben werde. Frische Bucheckern in einer Pfanne geröstet schmecken sehr lecker (zudem verlieren sie dabei auch den leicht giftigen Stoff Fagin). Hier können die verschiedensten Varianten zur Nahrungsergänzung ausprobiert und verwendet werden.

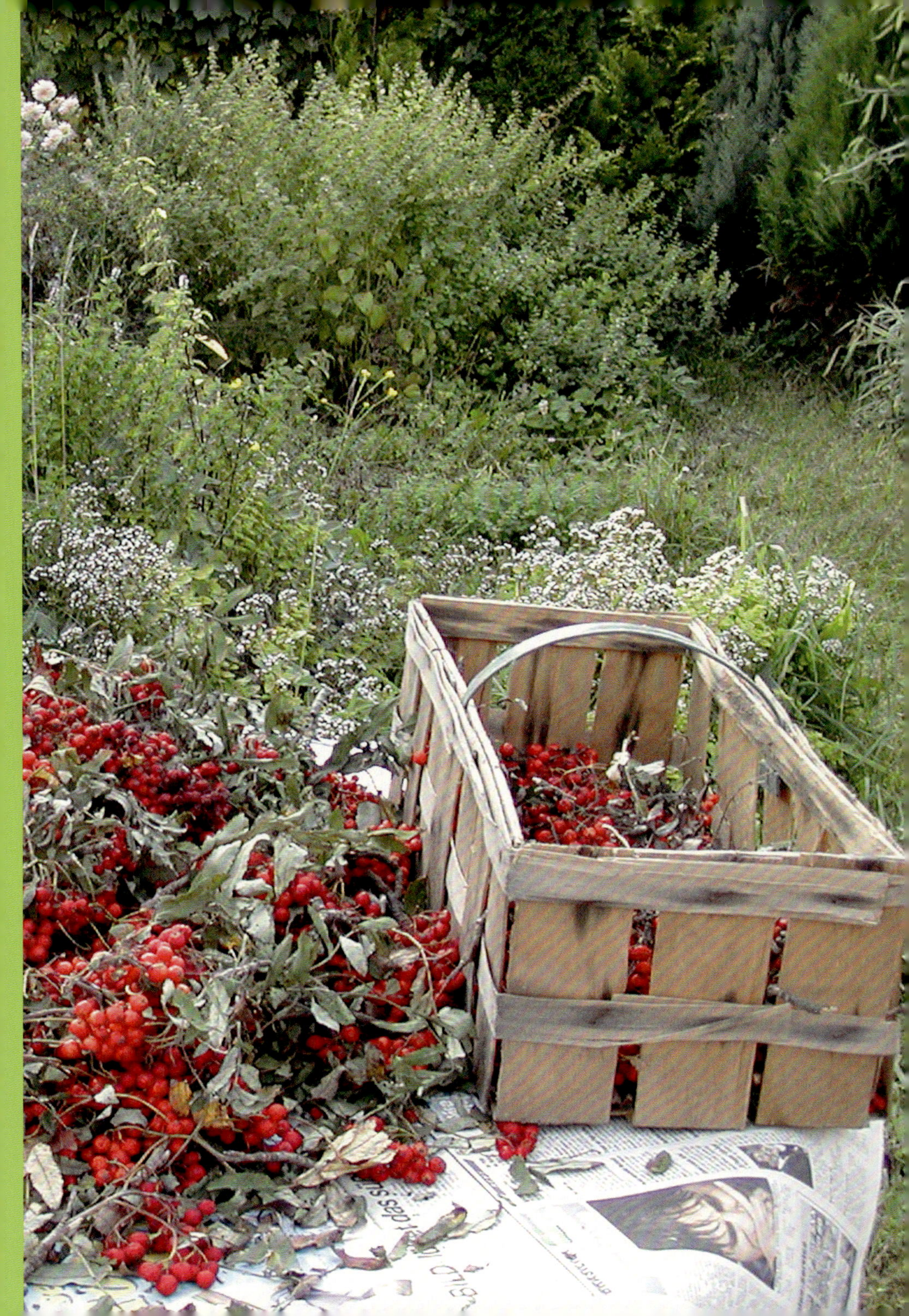

Eberesche (Vogelbeere) *(Sorbus aucuparia)*

Standorte: Weg- und Straßenränder, Gärten, Wanderwege, Wiesenränder, Laubwälder, Parkanlagen
Blüte: Mai bis Juni
Sammelzeit: Frühjahr/Mai (Blüte), September bis Oktober (Früchte/Beeren)
Verwendete Pflanzenteile: Blüte (April bis Mai), Früchte (September bis Oktober)
Wichtige Inhaltsstoffe: Magnesium, Kalzium, Phosphor, Eisen Kalium, Vitamin A und B, Pektin, Apfel- und Zitronensäure, Sorbinsäure, Parasorbinsäure, Weinsäure, Bitter- und Gerbstoffe, Sorbit
Eigenschaften: magenstärkend, abführend, keim- und pilztötend, blutstillend, abführend, stuhlfördernd, lymphanregend, harntreibend, hustenstillend
Anwendungen: Erkältungen, Halsschmerzen, Bronchitis, Stoffwechselerkrankungen, Prostata, Gicht, Rheuma, Menstruationsprobleme, Hämorrhoiden, Skorbut, Nieren- und Blasenbeschwerden, Infektionen, immunstärkend

Anwendungsgebiete

Wir schätzen die gesundbringenden Wirkstoffe der Blüten und Herbstfrüchte (Beeren), die schon von weitem durch ihr kräftiges, lockendes Rot an den Zweigen der Bäume zu erkennen sind. Die roten Beeren bzw. ihr Kern enthält zwar einen höheren Anteil an Parasorbinsäure, welcher aber durch die Verarbeitung, z. B. beim Kochen von Gelee, Marmelade und Sirup, zu normaler Sorbinsäure umgewandelt wird. Die Vogelbeere ist ein wichtiger Vitamin-C-Spender. Die roten Beeren wirken magenstärkend, blutreinigend und für Menschen die unter Rheuma und Gicht leiden sind sie ein Muss. Sie lindern Erkältungen und wirken pilztötend im Körper.

Bild links: *Reiche Ernte*

Ebereschen-Tee aus getrockneten Beeren zubereitet, wirkt harntreibend, leicht abführend und regt durch die enthaltenen Bitterstoffe den gesamten Stoffwechsel an. Die eigenwillig riechenden, cremefarbigen Blüten werden im Frühjahr gesammelt und wie die Zutaten für alle Heilpflanzentees bis zu ihrer Verwendung getrocknet und konserviert.

Pflanzenkunde

Die Eberesche, auch Vogelbeere genannt, ist ein eher schlanker Baum, der nicht höher als ca. 20 Meter wächst. Ebereschen können bis zu 100 Jahre alt werden. Den volkstümlichen Namen „Vogelbeere" verdankt sie dem Umstand, dass sich ca. 60 verschiedene Vogelarten im Herbst von ihren sehr vitaminreichen roten Beeren ernähren, um gestärkt über die Wintermonate zu kommen.

Mythologie

Schon bei den keltischen Druiden wurde die Eberesche als heiliger Baum verehrt und in ihrem Baumhoroskop als Lebensbaum eingebunden. Die Eberesche stand an ihren Kult- und Orakelplätzen und ihr Holz sollte vor Hexenzauber und Blitzeinschlägen schützen. Für die Germanen war die Eberesche ebenfalls ein heiliger Zauberbaum, der bei spirituellen Ritualen gewürdigt wurde.

Heilanwendungen

Vogelbeer-Tee: Bei Erkältung, Heiserkeit und Husten

Für 1 Tasse Tee wird 1 TL getrocknete Beeren mit heißem Wasser übergossen und mindestens 10 Minuten ziehen gelassen. Bis zu 3 Tassen können täglich getrunken werden. Getrocknete Vogelbeeren kann man in jeder Kräuterteemischung verwenden. Die Beeren geben anderen Kräutertees zusätzlich eine schöne rote Farbe.

Vogelbeer-Blüten-Tee: Bei Bronchitis, Erkältung und Husten

1 TL frische oder getrocknete Blüten auf 1 Tasse geben, mit kochendem Wasser übergießen, 5 Minuten ziehen lassen und schluckweise bis 3 Tassen über den Tag verteilt so warm wie möglich trinken. Als Tee gebrüht haben die Blüten einen etwas seltsamen Geschmack. Wer diesen nicht mag, der kann den Geschmack mit Honig verbessern.

Vogelbeer-Tee/Kaltauszug: Bei Hämorrhoiden, Verstopfung, Rheuma

Im Verhältnis 1 EL Beeren auf 1 große Tasse werden die Vogelbeeren mit kaltem Wasser angesetzt. Den Sud 8 bis 10 Stunden abgedeckt stehen lassen und danach aufkochen. Über den Tag verteilt 1 Tasse davon trinken.

Vogelbeer-Schnaps:

Für den selbstgemachten Schnaps werden die roten Beeren am besten nach dem ersten Frost gepflückt. Wer nicht auf den Frost warten möchte, kann die Beeren auch schon vorher suchen und legt sie für ein paar Stunden in den Gefrierschrank, damit sie etwas von der starken Parasorbinsäure verlieren. Unter kaltem fließendem Wasser werden die Beeren von Insekten gereinigt, um sie dann in den Ballon zu bringen. Der Ballon wird zu ¾ gefüllt. Anschließend gibt man mindestens 40%igen klaren Schnaps und – je nach Größe des Behälters – 1 kg braunen Zucker darauf. Danach alles gut verschließen und mindestens 2 Monate stehen lassen.

Diejenigen, die den Tropfen etwas süßer mögen, können nach ein paar Wochen noch etwas Zucker hinzugeben und somit nachsüßen.

Passend zur Weihnachtszeit rundet ein selbst angesetzter Vogelbeerschnaps ein gutes Abendessen wunderbar ab.

Marmelade:
Gesucht werden die roten Früchte im Spätherbst, am besten nach dem ersten Frost, weil dann der Parasorbinsäureanteil in den Vogelbeeren etwas geringer ist. Zu Hause werden die Beeren von den kleinen Ästen gelöst und mit kaltem Wasser gewaschen. Auf 1 kg Vogelbeeren nimmt man 1 kg Zucker bzw. die vorgegebene Menge an Gelierzucker. Da Vogelbeeren sehr herb sind, kann die Marmelade mit süßeren Früchten, wie zum Beispiel Birnen oder Pfirsichen verfeinert werden. Dadurch wird der Geschmack der etwas bitter schmeckenden Vogelbeere lieblicher.
Die Wildfrüchte werden mit wenig Wasser ca. 20 bis 30 Minuten zu einem Brei gekocht, den man anschließend etwas abgekühlt durch ein Sieb drückt, um die Frucht von den Kernen zu trennen. Danach gibt man den Zucker in den durchgedrückten Brei und erneut etwas Wasser dazu. Wer mag, verfeinert die Marmelade mit einem Schuss Weißwein. Zur besseren Konservierung ist ein Spritzer Zitrone hilfreich und wichtig. Alles zusammen lässt man auf kleiner Flamme unter leichtem Umrühren dick einkochen und fertig ist die Vogelbeermarmelade. Die heiße Marmelade wird in Gläser abgefüllt und sofort mit einem Deckel verschlossen. Als reine Vogelbeermarmelade gegessen, helfen die Wildfrüchte des Herbstes unter anderem bei Hämorriden, Magenverstimmung, Rheuma und Durchfall. Die Bitterstoffe der Wildbeeren, die für unseren Körper unerlässlich sind, machen die Marmelade zu einer äußerst gesunden Delikatesse. Die Marmelade schmeckt ebenfalls vorzüglich als Beigabe zu anderen Speisen, wie z. B. zu Wildgerichten.

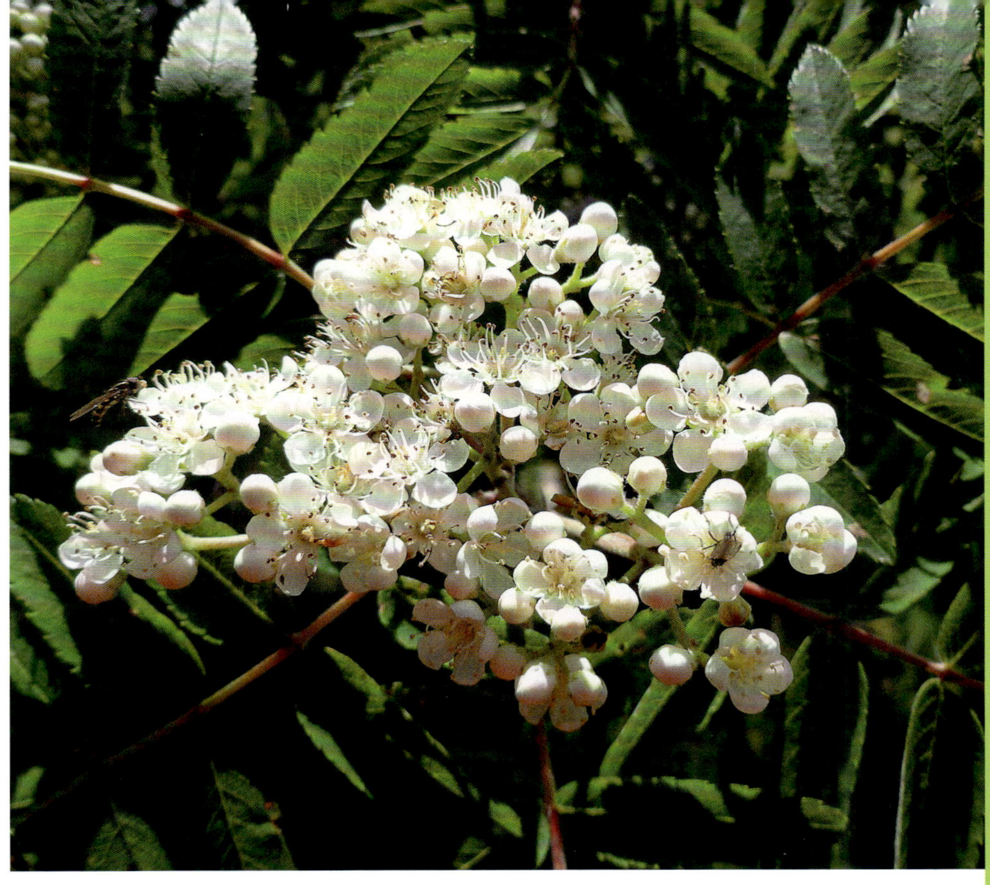

Blüten der Eberesche
Bild S. 44/45: *Die wichtigsten Zutaten für den Vogelbeerschnaps*

Die Eberesche im Volksmund

Die Eberesche ist der Baum des Schutzes, des Lebens und der Lebensfreude. Der Heilbaum soll Menschen, die nur in der Vergangenheit leben, helfen, sich besser zu orientieren und den Weg in die Gegenwart zu finden. Der heilige Baum der Druiden reinigt gewissermaßen die Seele und den Geist. Deshalb lohnt es sich etwas Zeit in der Natur zu verbringen, vielleicht stehen am Wegesrand sogar die roten Ebereschen.

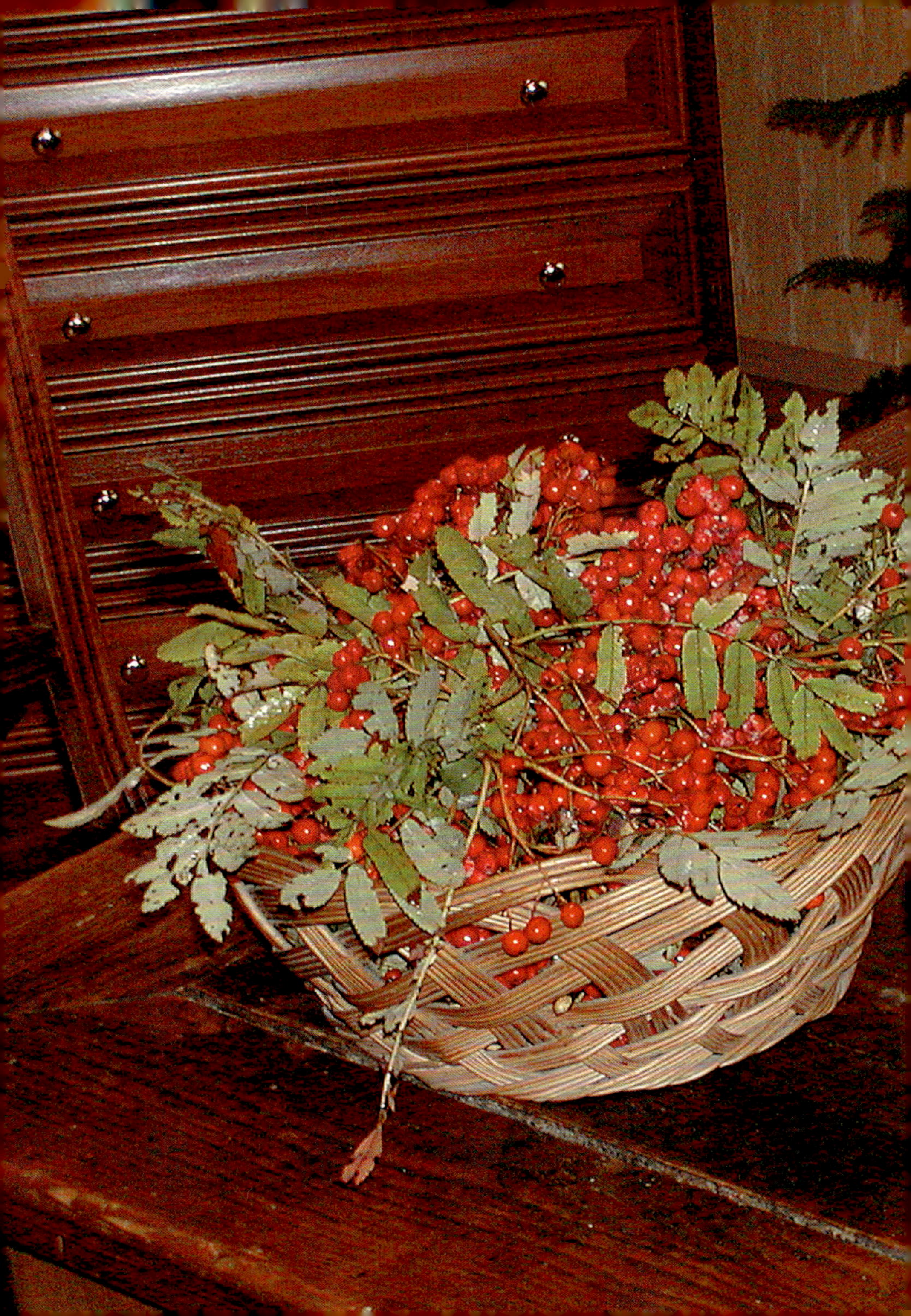

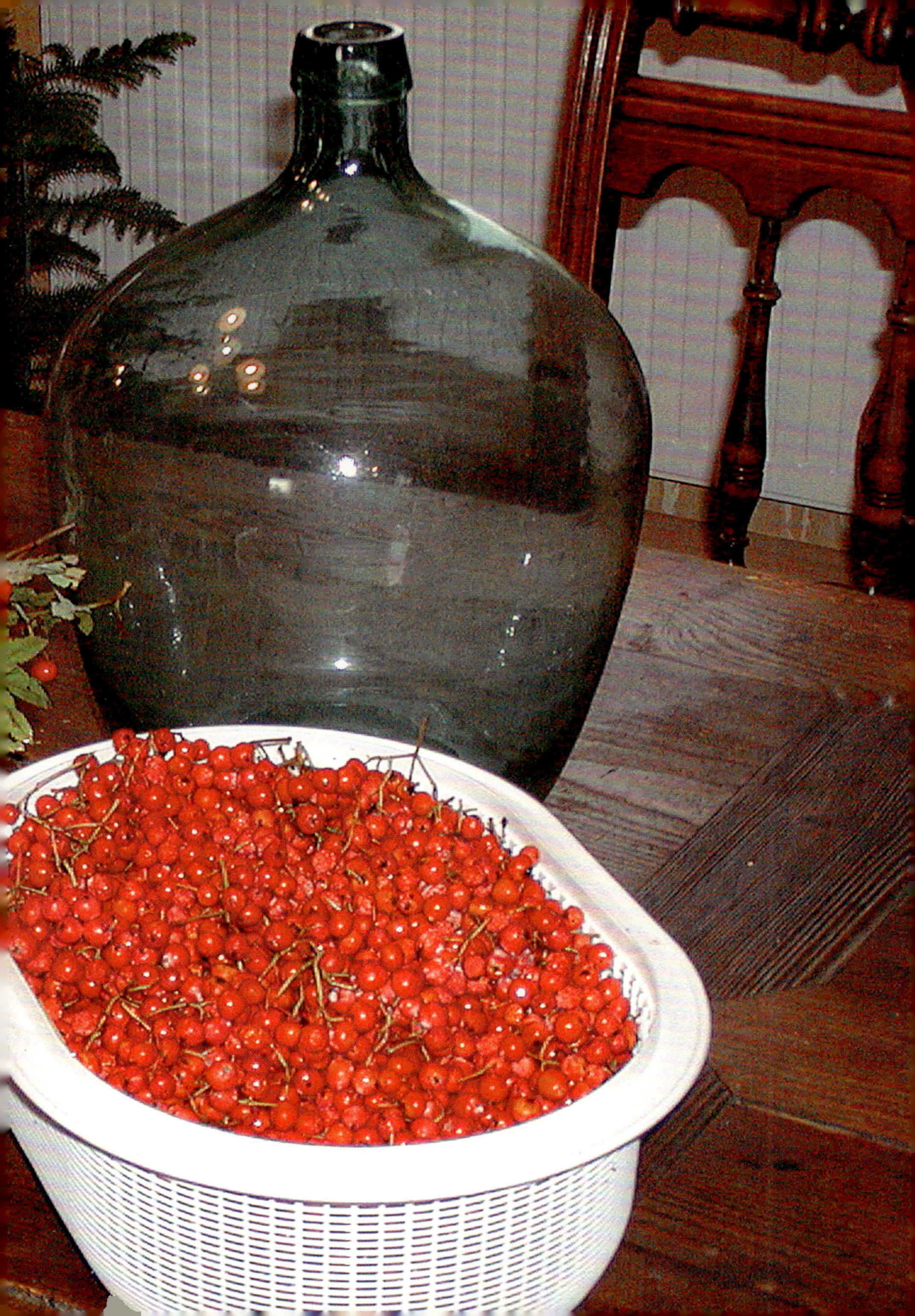

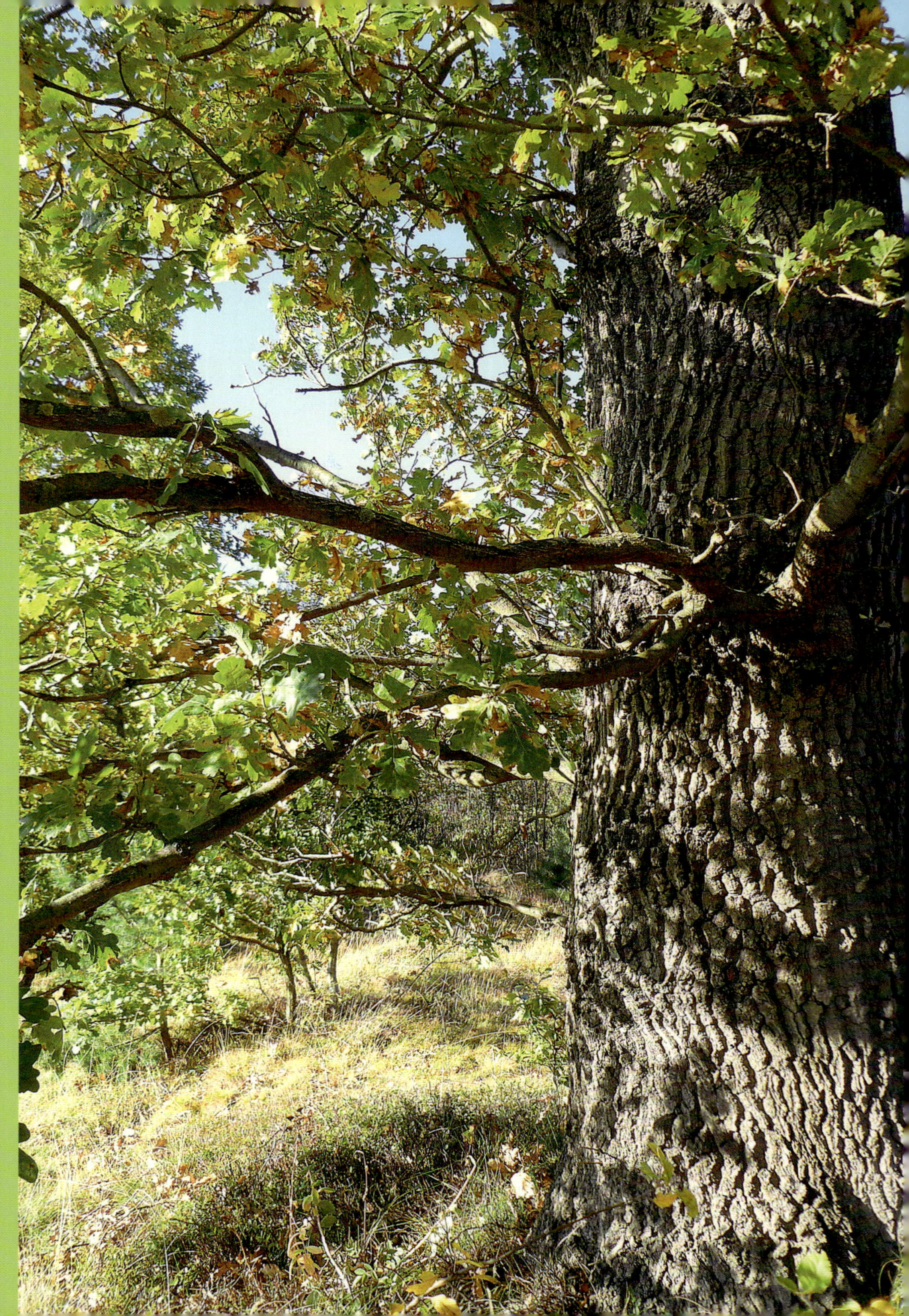

Eiche

Stieleiche *(Sommereiche) (Quercus robur)*
Traubeneiche *(Wintereiche) (Quercus petraea)*

Standorte: Laubwälder, Mischwälder, Parks, Dorfplätze
Blüte: April bis Mai
Sammelzeit: März bis April (Rinde), Oktober (Eicheln)
Verwendete Pflanzenteile: Blätter (frisch und getrocknet), Früchte, Rinde
Wichtige Inhaltsstoffe: Gerbstoffe, Bitterstoffe, Zucker, Pectin, Stärke, Eiweiß
Eigenschaften: keimtötend, entzündungshemmend, blutstillend, schweißhemmend, zusammenziehend, leicht stopfend, stärkend, wundheilungsfördernd
Anwendungen: Magen- und Darmgrippe, Durchfall, Blasenprobleme, Bettnässen, Weißfluss, zu starke Menstruation, Hämorriden, starke Wundblutung, Ekzeme, Hautflechten, Akne, Leber- und Gallenbeschwerden, Mundhöhlen- und Zahnfleischentzündung, Schweißfüße

Anwendungsgebiete

Durch den hohen Gerbstoffgehalt (zusammenziehend) der Eichenrinde sind Sitzbäder bei Hämorriden empfehlenswert. Bei Hautflechten und Ekzemen sowie Schweißfüßen werden Umschläge und Bäder angewendet. Der Tee ist hilfreich gegen Durchfall, Darm- und Magengeschwüre, geschwollene Beine und starke Verstopfung. Um den Bäumen nicht zu stark zu schaden und den Naturschutz nicht außer Acht zu lassen, sollte man sich die nötige Rinde in einer Drogerie oder Apotheke besorgen.

Bild links: *Der mächtige Stamm der Eiche*

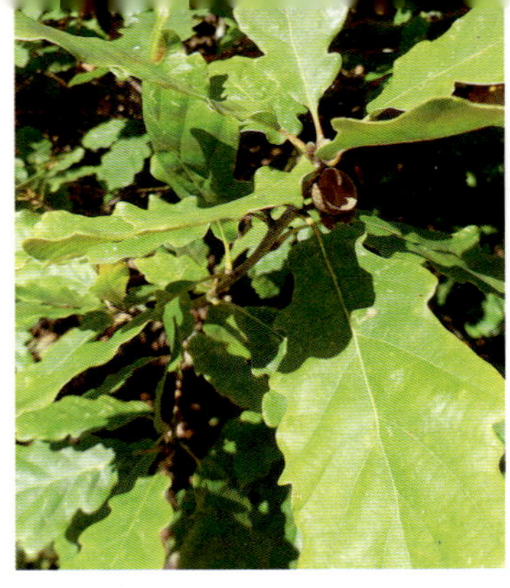

Die Blätter der Eiche

Pflanzenkunde

Eine Eiche symbolisiert Größe, Standhaftigkeit, Kraft, Stärke und Weisheit. Eichen sind in ganz Europa heimisch und können bis zu 1.300 Jahre alt werden. Sie erreichen Wuchshöhen bis zu 50 Meter. Immerhin gibt es weltweit bis zu 600 verschiedene Arten, wobei in Mitteleuropa die Stieleichen und die Traubeneichen am häufigsten anzutreffen sind. Mit ihren gewaltigen Baumkronen sind sie wahre Schattenspender an heißen Tagen.

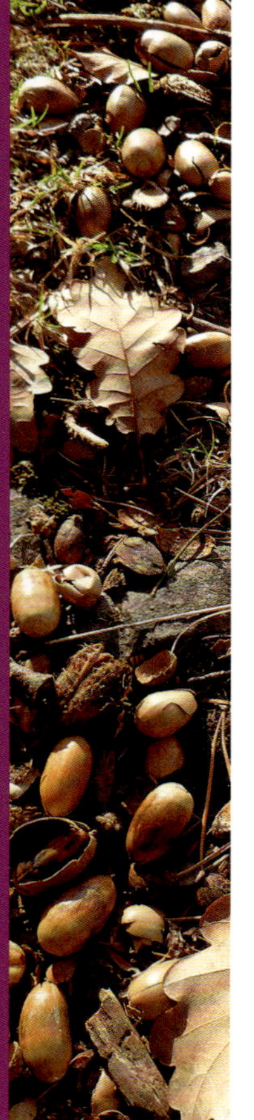

Mythologie

Von vielen Kulturen wurde die Eiche als Baum der Weisheit, Wahrheit und Gerechtigkeit verehrt. Viele Rituale wurden mit dem ansehnlichen Baum verbunden. Die Kelten und Germanen verehrten ihn als heiligen Baum an ihren magischen Plätzen. Die Eiche ist die Königin des Waldes. In vielen Gedichten und Liedern wird sie besungen und in jüngster Zeit ziert das Eichenlaub sogar die deutschen Cent-Münzen. Nur bei Gewitter sollte man die Eichen unbedingt meiden, denn da wo sie stehen, verläuft meistens eine Wasserader. Ihre Früchte, die Eicheln, sind nahrhaft und werden in Schweinefutter verwendet. Selbst Hildegard von Bingen wusste um die Heilkräfte des starken Baumes. Aber sie verbot den Menschen Eicheln zu essen, damit sie nicht zu dick wurden. In den Kriegsjahren wurden die Eicheln als Kaffeeersatz und Mehl verwendet. In der Medizin und Volksheilkunde hat die Eiche ihren festen Platz für zahlreiche Arten von Anwendungen und im Herbst freuen sich die Kinder über die Eicheln als willkommenes Bastel- und Dekorationsmaterial.

Bild links: *Eicheln am Waldboden*
Bild S. 50/51: *Mächtige Traubeneiche*

Heilanwendungen

Teerezept von Eichenrinde:

Die getrocknete, kleingeschnittene Rinde wird für Tee verwendet. Dazu gibt man 1 EL auf 1 l Wasser und lässt alles 5 bis 10 Minuten kochen. Über den Tag verteilt sollten 1 bis 3 normale Tassen getrunken werden.

Eichenrinde: Für Bäder und Umschläge

Für einen Sud mit 4 l Wasser nimmt man 1 große Tasse mit zerkleinerter Rinde. Der Sud muss abgedeckt 20 bis 40 Minuten langsam vor sich hin kochen. Dann kann die abgekühlte Flüssigkeit durch ein Sieb gegeben und für Umschläge oder Bäder verwendet werden. Bei einem Vollbad nicht länger als 25 Minuten im Wasser bleiben.

Die Eiche im Volksmund

Menschen die sich schwach fühlen, keine Lebensenergie in sich spüren, ausgebrannt sind, nur noch funktionieren, um immer allen gerecht zu werden und einfach für sich selber keine Antworten finden, sollten hin und wieder eine starke Eiche als Heil- und Kraftbaum umarmen, um von ihrer Baumenergie, Widerstandskraft und Stärke zur Regeneration zu profitieren.

Küchentipp

Eicheln als Kaffeeersatz

Unsere Vorfahren sammelten die reifen Eicheln hauptsächlich in den Kriegsjahren. Zur Verarbeitung wurden sie aus ihrer Hülle geschält, etwas zerkleinert und im Ofen wie Kaffeebohnen rostbraun geröstet. Das kann natürlich heute jeder, der dazu Muße hat und naturverbunden ist, selbst ausprobieren. Mit heißem Wasser wird 1 TL geröstete Eicheln übergossen, dann 10 Minuten ziehen gelassen und über den Tag verteilt 1 bis 2 kleine Tassen getrunken. Wird dieser Ersatzkaffee 2 Wochen lang getrunken, dann eine Zeit ausgesetzt und von neuem begonnen, wirkt er wie eine kleine Lebenskur für das allgemeine Wohlbefinden. Wer möchte, kann noch etwas Zimt darunter geben, um dem Getränk eine zusätzliche aromatische Geschmacksnote zu verleihen.

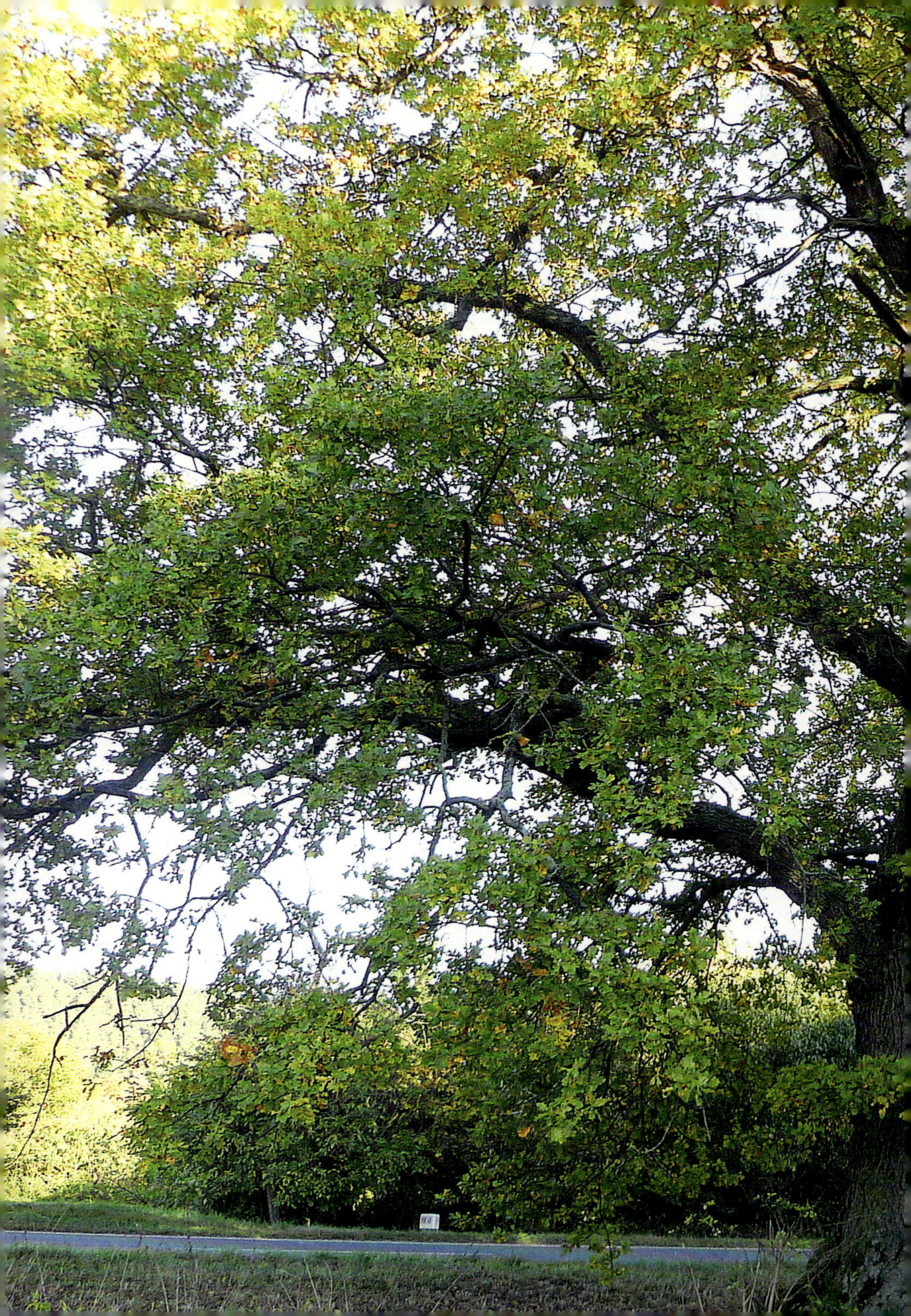

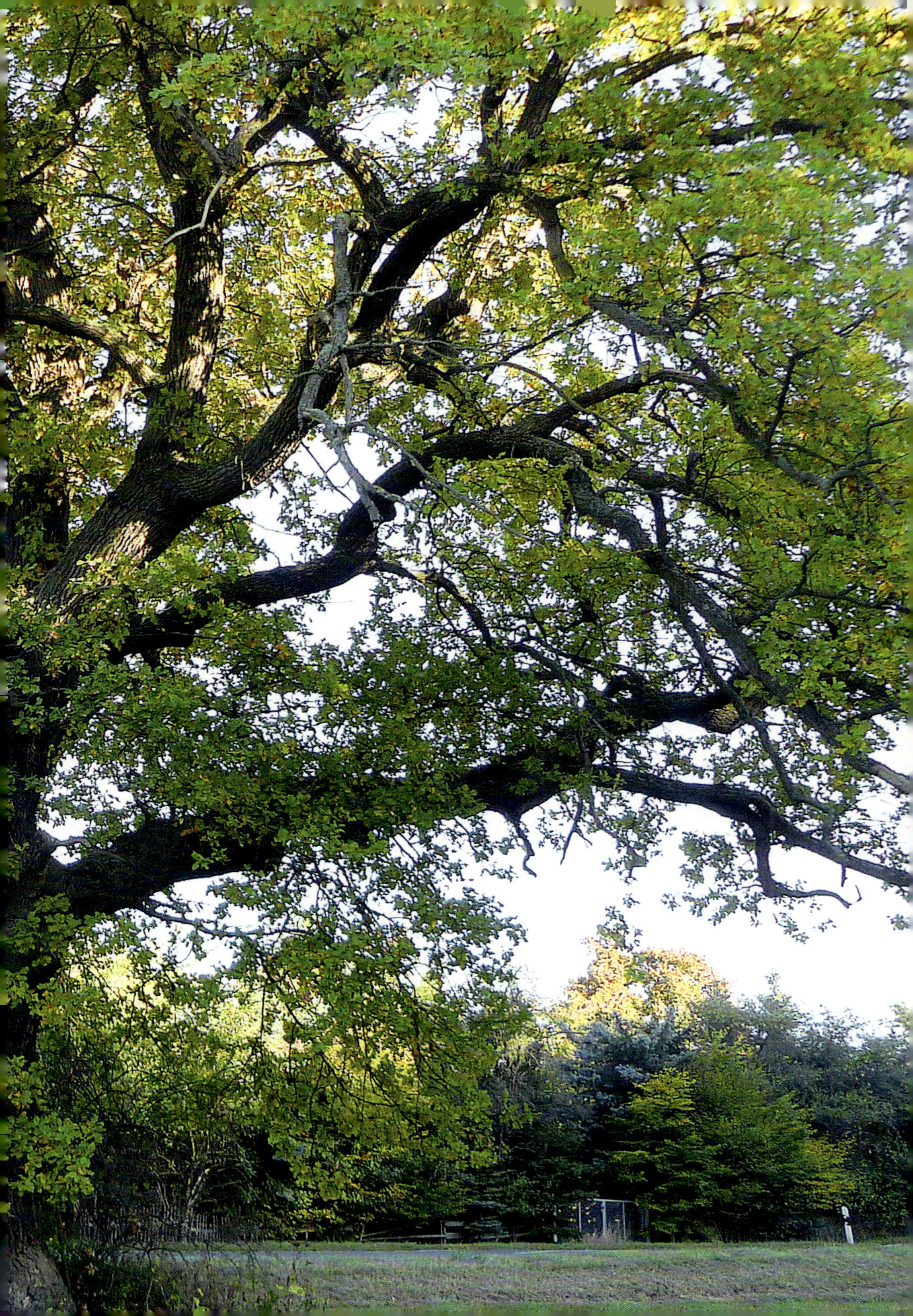

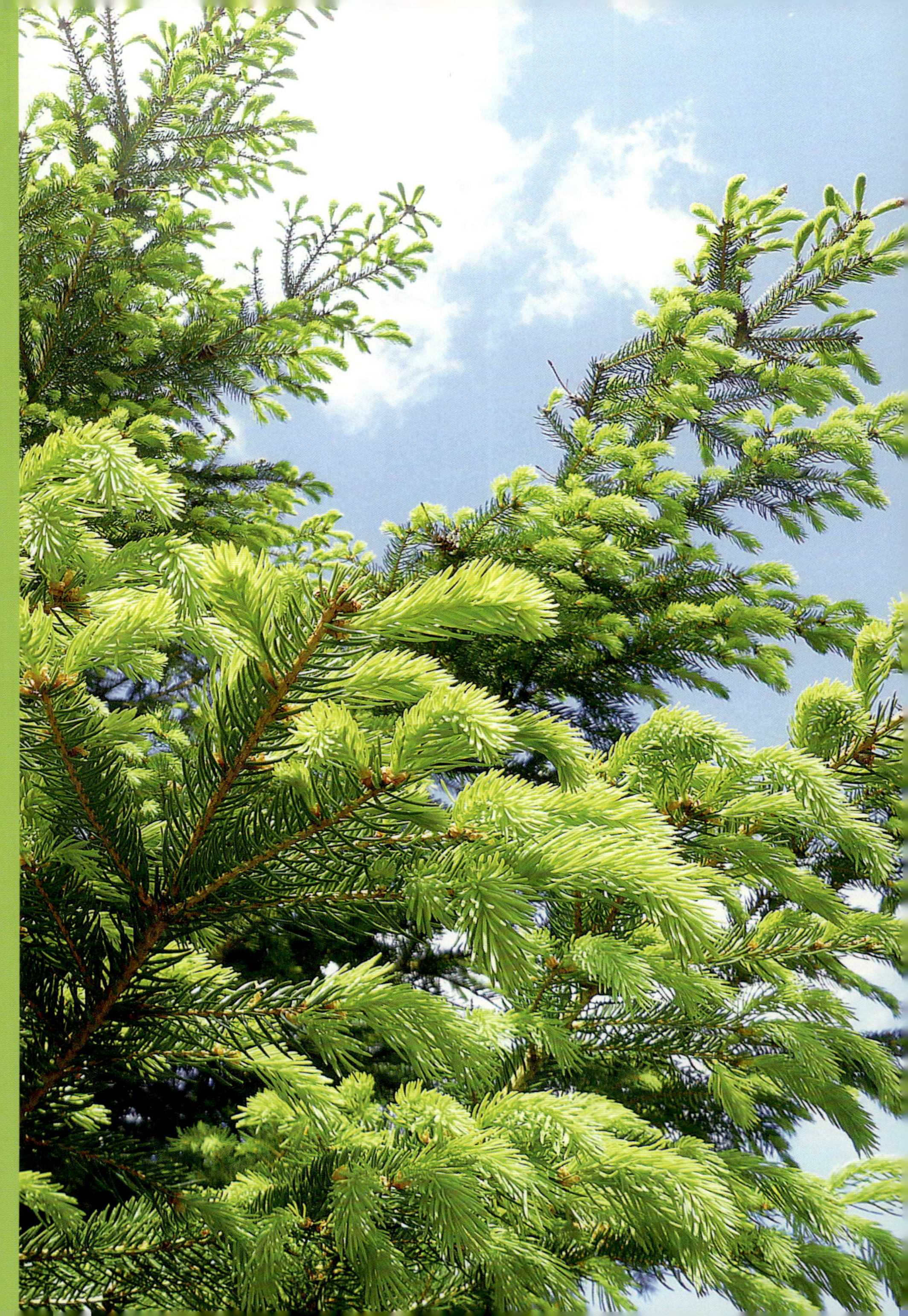

Fichte, Gemeine *(Picea abies)*

Standorte: Nadelwälder, Bergwiesen, Gebirgslagen, alle Mittelgebirge, Gärten, Parks

Blüte: April bis Juni (je nach Höhenlage)

Sammelzeit: Mai bis Juni (junge Triebe), nach der Blüte (Nadeln und Zapfen)

Verwendete Pflanzenteile: frische Triebe (Maispitzen), Zapfen

Wichtige Inhaltsstoffe: Limonen, Vitamin C, Harz, Pinen, Cymol, Ätherisches Öl

Eigenschaften: schleimlösend, entzündungshemmend, krampflösend, fiebersenkend, schweißtreibend, hustenstillend, keimtötend, blähungswidrig, auswurffördernd, immunstärkend

Anwendungen: Erschöpfung, Schlaflosigkeit, Nervosität, innere Unruhe, Antriebsschwäche, Blutarmut, Gallensteine, Darm- und Magenbeschwerden, Weißfluss, Blasenentzündungen, Hautleiden, Hexenschuss, Gliederschmerzen, Gicht, Rheuma, Erkältung, Husten, Rachitis, Asthma, Bronchialkatarrh

Anwendungsgebiete

Aus dem Harz der Fichte werden Salben für Furunkel, Schwellungen und Insektenstiche hergestellt. Die Fichtennadeln finden Verwendung in unzähligen Handelsprodukten, wie Badezusätzen zur Entspannung oder gegen Erkältung. Auch in Form von Inhalaten sind sie der Gesundheit zuträglich.

Pflanzenkunde

Die immergrüne Fichte gehört ebenfalls seit Jahrhunderten in unsere Baumkultur. Sie ist in Mittel- und Südeuropa, Skandinavien und bis zum

Bild links: *Junge Fichtentriebe im Frühjahr*

Balkan angesiedelt. Selten wird die Fichte höher als 70 Meter. Ihr Stamm ist nicht der kräftigste unter den Bäumen und ihre Wurzeln verteilen sich ziemlich flach unter der Erdoberfläche. Deshalb entwurzeln Fichten bei Stürmen leichter als ihre Baumkollegen mit sogenannten Pfahlwurzeln. Dafür können sie aber bis zu 600 Jahre alt werden. Der grüne Nadelbaum ist ein uralter Baum, dessen Holz seit Jahrtausenden sehr begehrt war und ist. Für die Holzindustrie ist die Fichte ebenfalls ein sehr guter Lieferant und aus ihren Stämmen wurden schon viele berühmte Geigen gebaut, unter anderem die Stradivari oder Guarneri del Gesù. Die damaligen Instrumentenbauer suchten sich in den Wäldern persönlich das entsprechende Fichtenholz von außergewöhnlichen und sehr gut gewachsenen Fichten für ihre Geigen aus. Alles musste stimmig sein, das richtige Holz und die Jahreszeit zum Fällen.

Mythologie

Die Fichte ist ein absoluter Heilbaum, der aufgrund seiner Inhaltsstoffe ein breites Spektrum von Anwendungen in der Volks- aber auch in der Schulmedizin abdeckt. Hippokrates, Hildegard von Bingen und Paracelsus nutzten schon zu ihren Zeiten die Heilkräfte der Fichten und Tannen und huldigten ihnen bei ihren Anwendungen. Selbst das Vieh wurde in den Zeiten unserer Vorfahren mit Fichtenzweigen in den Ställen vor Hexen und Krankheiten beschützt und kleingehackte Fichtenzweige kamen mit ins Futter um Krankheiten zu heilen. In manchen Regionen wurde und wird zum 1. Mai eine geschmückte Fichte mit geschältem Stamm auf dem Dorfplatz aufgestellt. Die Fichte symbolisiert von jeher das Leben und das Lichte und letztendlich hat es der immergrüne Nadelbaum zum Ausklang eines Jahres als festlich geschmückter Weihnachtsbaum sogar bis in die gute Stube geschafft.

Heilanwendungen

Maispitzensirup gekocht: Bei Halsschmerzen, Erkältungen, langwierigem Husten und Verschleimungen

Junge Fichten- oder Tannentriebe werden auch landläufig als Maispitzen bezeichnet. Sie sind ganz leicht an dem hellen und frischen Grün der Triebe im Mai zu erkennen. Für das Ansetzen der Maispitzen benötigt man einen größeren Topf. Diesen füllt man bis kurz unter den Rand mit den jungen, frisch gepflückten Fichtennadeltrieben. Darauf gibt man bis zum Rand Wasser, so dass die Triebe bedeckt sind. Das ganze wird abgedeckt und über Nacht stehen gelassen. Am nächsten Tag wird der Ansatz auf dem Herd ca. 30 Minuten langsam geköchelt. Anschließend das restliche Wasser in einen anderen Topf abschütten, die Triebe dazu richtig ausdrücken und auch diese Flüssigkeit in das übrige Maispitzenwasser geben und 1 kg Rohrzucker unterrühren. Die gesamte Flüssigkeit lässt man 30 bis 60 Minuten unter langsamem Rühren zu Sirup einköcheln. Zum Schluss den dickflüssigen Sirup (Löffeltest) mit einem Schuss Zitrone verfeinern und zum besseren Konservieren dann in die entsprechenden Flaschen abfüllen und verschließen. Der Sirup ist sehr gut zur Anwendung bei Halsschmerzen, Erkältungen, langwierigem Husten und Verschleimungen geeignet. Bei Bedarf täglich 3-mal je 1 EL davon einnehmen. Nach dem gleichen Prinzip kann man in der heutigen Zeit mit Gelierzucker sehr geschmackvolles Maispitzengelee herstellen.

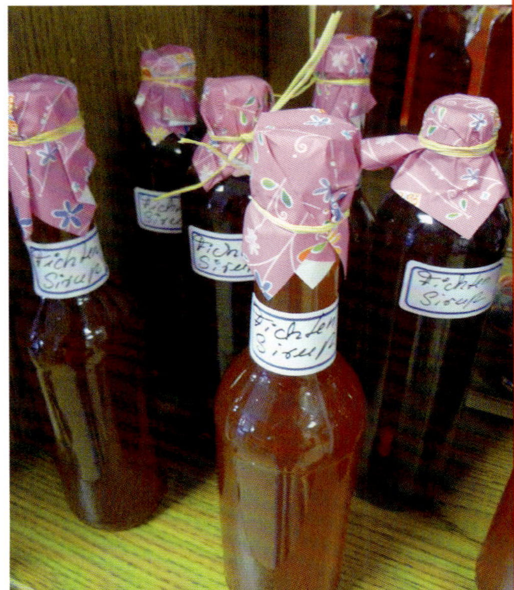

Bild rechts: *Fichtensirup*

Fichtensirup: Bei Bronchitis, Husten und Halsschmerzen

Eine andere Möglichkeit Fichtensirup für den Hausgebrauch herzustellen, ist ganz einfach: In einem Glas mit Schraubverschluss wird der Boden mit jungen Fichtentrieben bedeckt. Anschließend wird brauner Zucker über die frischen Triebe gestreut. Abwechselnd schichtet man nun Triebe und Zucker bis das Glas fast voll ist (im Prinzip wie bei Spitzwegerichsaft). Das verschlossene Glas wird 6 bis 8 Wochen an einen warmen Ort gestellt, damit sich der Zucker auflöst und der Fichtensirup entsteht. Als letztes wird alles durch ein Sieb abgegossen, so dass nur der reine Sirup übrig bleibt. Dieser wird dann in ein dunkles Gefäß abgefüllt und bis zum Verzehr kühl gelagert. Bei Bronchitis, Husten und Halsschmerzen nimmt man 3 TL am Tag.

Fichtennadelbad: Bei Hautleiden, Hexenschuss, Gliederschmerzen, Blasenentzündung, Erkältung, Erschöpfungszuständen

Für das eigene Fichtennadelbad sucht man 1 kg Nadeln und Zapfen und zerkleinert diese. Sie werden im Anschluss mit 10 l kaltem Wasser kurz aufgekocht. Nachdem die Pflanzenteile abgegossen wurden, kann der gewonnene Sud auf 3 Bäder pro Woche aufgeteilt werden. Die Badezeit sollte nicht länger als 20 Minuten betragen.

Fichtennadeln zum Einreiben: Bei Gicht, Rheuma, Gelenkschmerzen, müde Füße, Verspannungen im Schulter- und Rückenbereich

Gesucht werden frische Fichtentriebe. Sie werden in eine Glasflasche oder ein ähnliches Gefäß bis gut über die Hälfte gefüllt. Darauf gibt man 40%igen Alkohol (klarer Schnaps), verschließt die Flasche und lässt sie am Fenster in der Sonne oder an einem warmen Platz 6 Wochen lang stehen. Nach dieser Zeit können die Fichtentriebe durch ein Sieb vom Sud getrennt

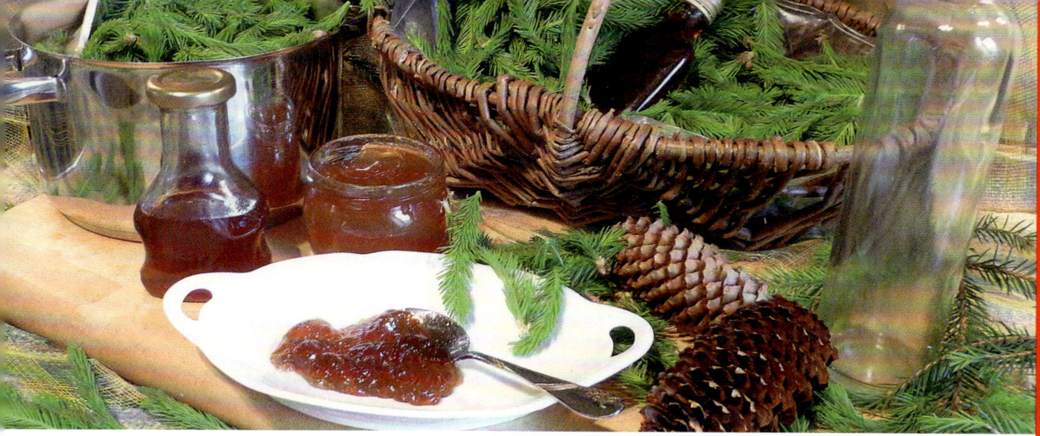

Maispitzengelee

werden (wen es nicht stört, kann diese aber auch weiter in der Flüssigkeit lassen). Mit dem Fichtennadelalkohol hat man schließlich ein wohltuendes und kostengünstiges Einreibemittel für Gelenke und Co.

Die Fichte im Volksmund

Die Fichte verschafft den Menschen innere Ruhe. Sie sorgt in einer Zeit, die von Hektik und Stress bestimmt ist, generell für eine entspannte Ausgeglichenheit. Selbst Hitzköpfe kommen in der Gesellschaft von Fichten zur Ruhe. Durch ihre kühlenden Eigenschaften reinigt der grüne Nadelbaum die Atemwege, stärkt die Lunge und wirkt insgesamt nervenstärkend und positiv auf den ganzen Organismus. Ab und zu die Nähe von Fichten zu suchen und sich somit bewusst ein wenig Erholung zu gönnen, ist auf jeden Fall empfehlenswert.

Küchentipp

Maispitzen-Longdrink

Zutaten:

2 cl Maispitzensirup
2 cl Holundersirup
3 cl Blaubeerlikör
1 Zweig Maispitzen (Glasrand)

Aus 1 l Wasser wird ein Tee, z. B. Früchte- oder auch Vanilletee, aufgebrüht. Den Tee erkalten lassen und dann den Sirup und Likör dazu geben und verrühren. Das fertige Getränk wird dann auf einzelne Gläser verteilt und mit einem kleinen Fichtenzweig dekoriert.

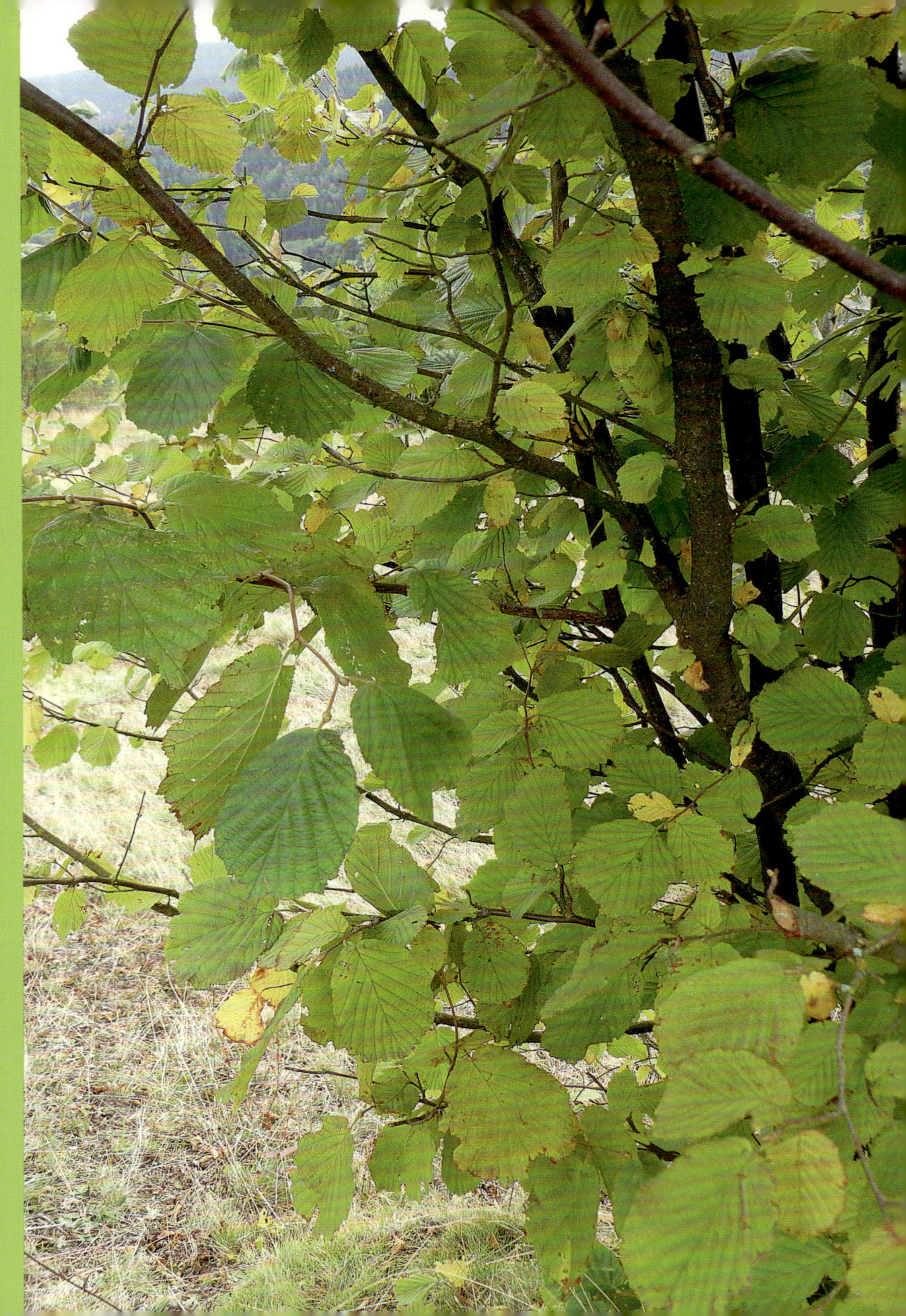

Haselnuss *(Corylus avellana)*

Standorte: Gärten, Wiesenhänge, Bergwiesen, Parks, Waldränder, Gebüsch, Hecken

Blüte: Februar bis April

Sammelzeit: Juli bis August (Blätter ohne Stiel), September (Haselnüsse), Oktober bis November (Rinde von jungen Ästen)

Verwendete Pflanzenteile: Blüten, Blätter, Rinde, Samen (Nüsse)

Wichtige Inhaltsstoffe: Fett, Eiweiß, Magnesium, Kalium, Kalzium, Eisen, Gerbstoffe, ätherische Öle, Harze, Vitamine A, B1, B2 und C, Öl, Betulin, Flavonoide, Proteine

Eigenschaften: blutstillend, blutreinigend, leicht stopfend, adstringierend, schweißtreibend,fiebersenkend, desinfizierend

Anwendungen: Husten, Hämorriden, Darmkatarrh, Wunden, Akne, Ekzeme, Geschwüre, Blutungen, Fettleibigkeit, Grippe, Lungenentzündung

Anwendungsgebiete

Durch die Christianisierung waren die gesunden Eigenschaften des Haselnussbaumes als Heilbaum wegen seiner Symbolik der Wollust und Liebesfruchtbarkeit lange Zeit verdammt. Infolgedessen wurden seine Heilkräfte in der Volksmedizin kaum angewendet. Dafür weiß man heute seine Wirkstoffe in der Nahrungsindustrie, Kosmetik, Medizin und Volksmedizin umso mehr zu schätzen. Seine Früchte, die Nüsse, enthalten unter anderem sehr wichtige Mineralien, zahlreiche Vitamine, Fette und wichtige Öle. In der Volksmedizin werden vorwiegend seine rundlich, ovalen Blätter, Blütenkätzchen und Rinde angewendet. Sie wirken schweißtreibend, blutstillend und fiebersenkend. Die Rinde wird im Herbst von den Ästen geschält und

Bild links: *Junge Haselnusstriebe im Frühjahr*

getrocknet. Die Blätter und die Rinde werden gesammelt, klein geschnitten und an einem warmen, schattigen Ort schnell getrocknet und in einem verschlossenen Gefäß bis zur Anwendung aufbewahrt. Natürlich wird auch die äußerst nahrhafte Nuss gesammelt und zum Trocknen gelagert.

Pflanzenkunde

Der Haselnussbaum ist oftmals eher ein Strauch und wächst nicht höher als bis zu 6 Metern. Er wird nicht älter als 100 Jahre und sein schlanker Stamm, aus dem mehrere dünnere Stämme wachsen können, bringt es im Durchschnitt bis auf eine Stärke von 20 cm. Mit seinen Blütenkätzchen treibt der Haselnussbaum bereits im Februar, wenn in manchen Regionen noch der Winter zu Hause ist. Am ehesten spüren Allergiker die Blüten, wenn sie mit den Pollen in der Nase zu kämpfen haben. Dafür freuen sich die Bienen umso mehr über den ersten Frühjahrs-Honiglieferanten. Vom Haselnussbaum gibt es an die 15 verschiedene Arten, die über die nördliche Halbkugel verbreitet sind und bis in eine Höhenlage von 1.800 Metern wachsen.

Mythologie

Der Haselnussbaum oder -strauch ist einer der Bäume, der sich schon in der Steinzeit über riesige Landflächen ansiedelte. Seine nahrhaften, vitaminreichen und nervenstärkenden Nüsse gehören seit Jahrtausenden zum Nahrungsangebot der Menschen. Immerhin hat der Kern der Nuss einen Ölgehalt von 60%, Eiweiß, Zucker und Vitamine. Sein Holz ist nicht besonders hart, aber dafür angeblich ein sehr guter und intensiver Leiter für Energie- und Erdströme. Gern wurde auf Grundstücken oder im Garten ein solcher Baum gepflanzt, denn sein Holz soll Blitze anzie-

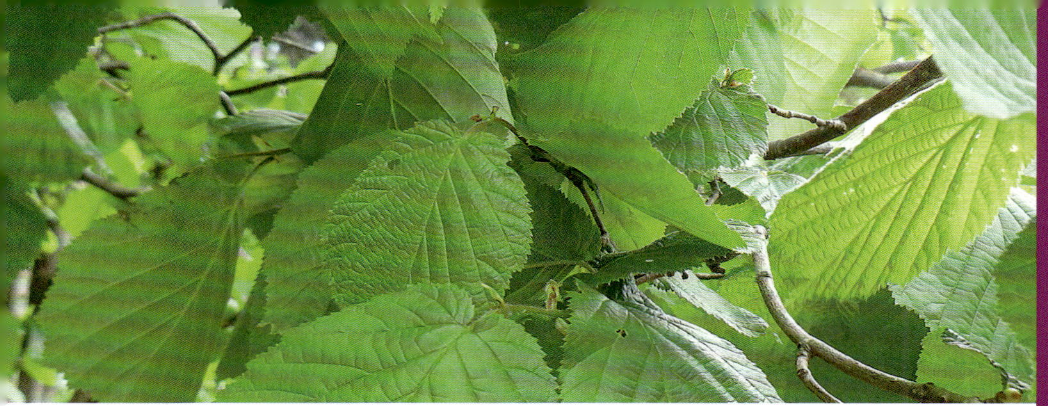

Frühlingsgrüne Blätter der Haselnuss

hen und dadurch Blitzeinschläge von Häusern fern halten. Nach wie vor werden Haselnussäste zum Bauen von Spazierstöcken, Zauberstäben und Wünschelruten verwendet und mit ihnen das Suchen nach Wasseradern oder Erzen praktiziert. Wie alle Heilbäume hat auch die Haselnuss ihren Platz in der Mythologie. Die Kelten pflanzten mit dem Haselnussstrauch eine Art Grundstückshecke um ihre Behausungen, um sich so vor Hexen und anderem Zauber zu schützen, denn hinter dem Zaun war zu ihren Zeiten Urwald, kein kultiviertes Land, wilde Tiere, Gespenster und alles was in dieser Zeit mit dem nicht begreifbaren verbunden war. In ihrem Baumalphabet nannten sie die Haselnuss „Coll“ was „Gefäß des Wissens“ bedeutete, da der Baum in Verbindung mit der Göttin Brighid stand und diese wiederum mit Weisheit und der göttlichen Inspiration verbunden war. Bei Ausgrabungen von heidnischen und christlichen Grabfunden wurden Haselnusszweige als Grabbeilagen entdeckt und im Märchen von Aschenputtel wünschte sich das Mädchen eine Haselgerte auf das Grab ihrer Mutter. In sämtlichen Kulturen und Generationen ranken sich Mythen um den Heilbaum, denn der Haselnussbaum galt als Symbol für Wollust, Zeugung, sexuelle Kraft und Fruchtbarkeit. Selbst im 21. Jahrhundert hört man in manchen ländlichen Dörfern noch heute den Spruch „Wenn es im Herbst viele Nüsse gibt, gibt es im kommenden Jahr viele Kinder“.

Heilanwendungen

Haselnuss-Teemischung: Bei Grippe

35 g Haselnusskätzchen

35 g Holunder

30 g Lindenblüten

1 TL der Mischung mit kochendem Wasser überbrühen, abgedeckt 5 bis 10 Minuten ziehen lassen und 2 bis 3 Tassen bei Bedarf täglich trinken.

Haselnuss Teemischung: Für den Stoffwechsel und bei Fettleibigkeit

50 g Kätzchen

50 g Blätter

Die Haselnusskätzchen und -blätter mischen, 1 TL auf 1 Tasse mit kochendem Wasser überbrühen. Der Tee sollte 5 Minuten ziehen und dann können täglich 2 Tassen davon getrunken werden.

Haselnussblätter: Zur Hautstraffung

In eine Schüssel wird heißes Wasser gegossen. Auf die Schüssel hängt oder stellt man ein Sieb, in welches man frische oder getrocknete Haselnussblätter legt. Mit einem Handtuch über den Kopf beugt man sich 5 bis 10 Minuten über die Schüssel (wie beim Inhalieren). Durch die warmen Dämpfe werden die ätherischen Stoffe der Haselnussblätter gelöst und es kommt zu einer Hautstraffung im Gesicht. Zudem verschwinden starke Augenringe.

Haselnussschnaps mit Zimt

Gesucht werden 500 g reife Haselnüsse. Diese werden aus ihrer Schale getrennt und halbiert oder wer möchte kann sie noch etwas feiner zerkleinern.

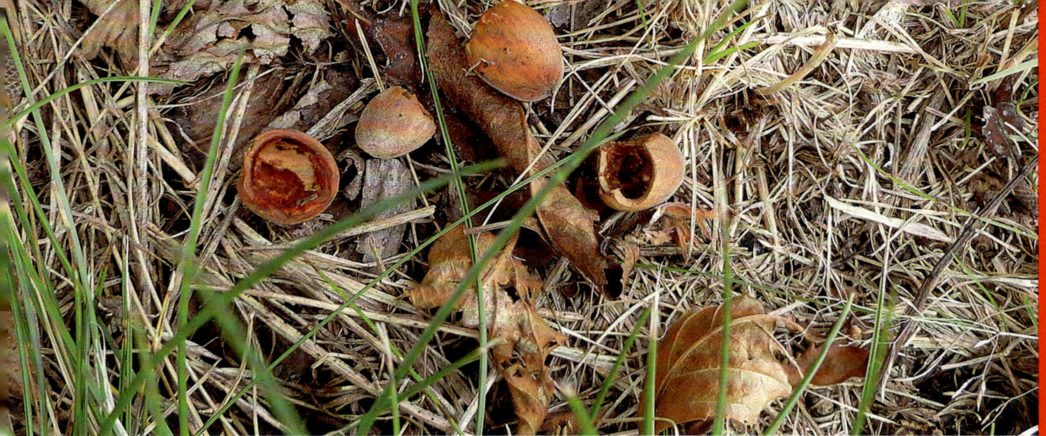

Haselnusskerne und -schalen

Die frischen Nusskerne gibt man in eine schöne Karaffe oder ein ähnliches Gefäß, gießt Wodka oder klaren Schnaps darauf, gibt 1 Vanillestange, ½ Stange Zimt und 400 g Zucker dazu und verschließt die Flasche. An einem warmen Platz bleibt die Flasche dann 6 Wochen stehen. Nach dieser Zeit hat man einen aromatischen und sehr schmackhaften Nusslikör.

Haselnussschnaps mit Kakao/Kaffee

Alles wird wie im Rezept 1 beschrieben zusammengestellt, nur gibt man keinen Zimt dazu, sondern 2 EL Kakaopulver oder Kaffee.

Die Haselnuss im Volksmund

Der Haselnussbaum unterstützt die Meditation, ist ein Freund der Künste, der Liebe und der Fruchtbarkeit. Wer sich zu einem Haselnussbaum gesellt und sich etwas Zeit in seiner Nähe gönnt, dem erfüllt er seine Herzenswünsche.

Küchentipp

Bei Kuchen, feinem Gebäck, Konditoreiwaren, Schokoladen und süßen Desserts gibt es unzählige Rezepte mit Haselnüssen. **Aber Achtung**: Viele Menschen reagieren beim Verzehr von Haselnüssen allergisch. Deshalb ist eine gewisse Vorsicht bei größeren Mengen ratsam.

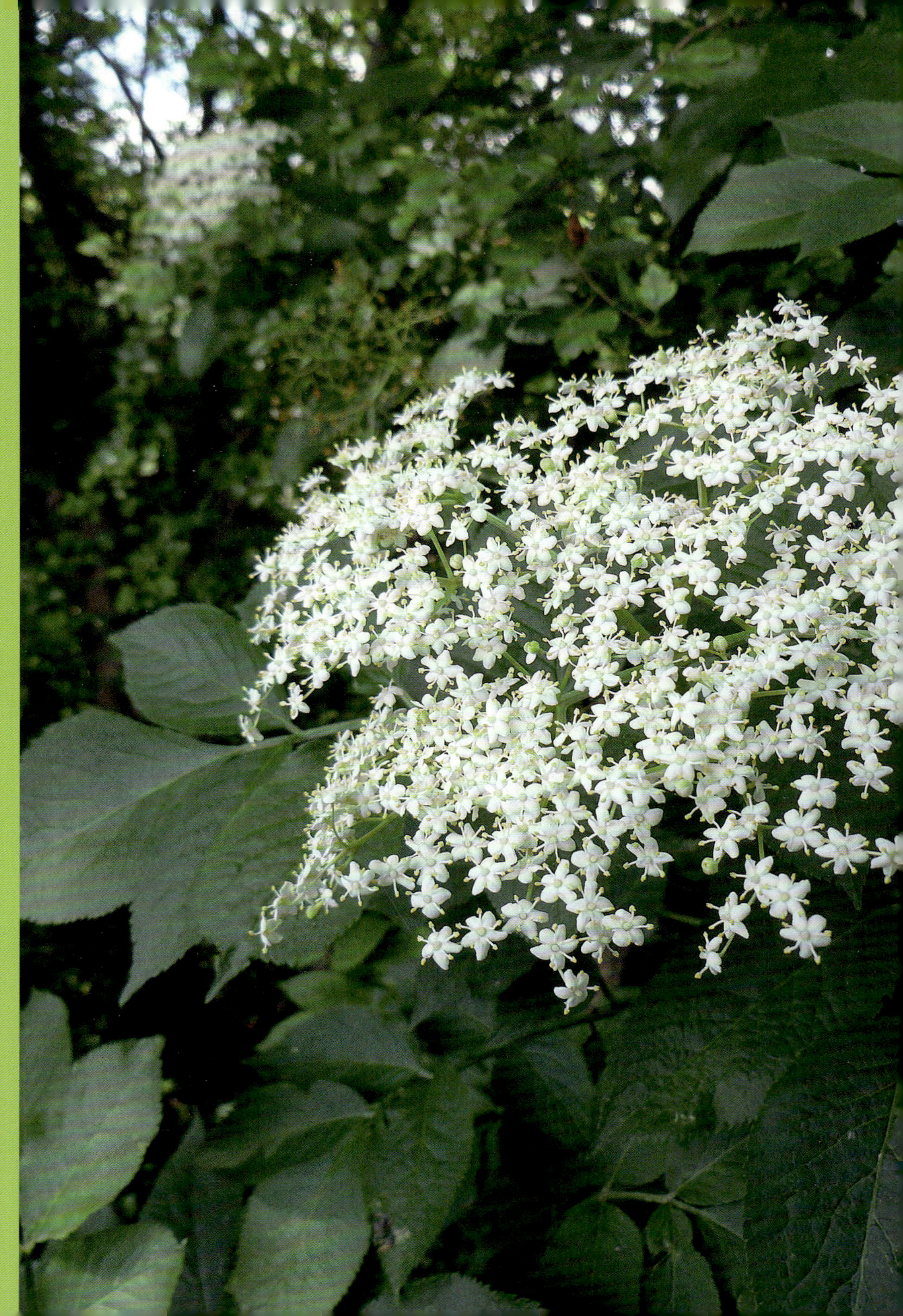

Holunder, Schwarzer *(Sambucus nigra)*

Standorte: Weg- und Wiesenränder, an Wanderwegen, Gärten, Parks

Blüte: Mai bis Juni

Sammelzeit: Mai bis Juni (Blüten und Blätter), August bis September (frische Beeren)

Verwendete Pflanzenteile: Blüten, Blätter, Früchte

Wichtige Inhaltsstoffe: Vitamin C und B, ätherische Öle, Flavonoide, Fruchtsäuren, Anthocyan

Eigenschaften: fiebersenkend, schweißtreibend, entzündungshemmend, immunstärkend

Anwendungen: Rheuma und Gicht, Blutreinigung, Entschlackung, Hautentzündungen, Insektenstiche, Hämorriden, Husten, Entzündungen der Bronchien, Sonnenbrand

Anwendungsgebiete

Im Frühjahr sucht man vom Holunderbaum die frischen Blüten oder Blätter und trocknet sie wie üblich, um sie dann zu einem gesunden Tee oder einfach nur für Teemischungen zu verwenden. Die Heilkräfte unterstützen die Blutreinigung, Entschlackung, regen die Nierenfunktion an und helfen bei Rheuma und Gicht. Holunderbeeren, manchmal auch Hollerbeeren genannt, sind im rohen Zustand ungenießbar (leicht giftig!), aber frisch zu Saft, Marmelade oder Gelees verarbeitet sind sie ein geschmacklicher Genuss und äußerst gesund dazu. Der Monat November, wenn es draußen ungemütlich wird, ist genau der richtige Zeitpunkt um mit einer gesunden Krankheitsvorbeugung durch Holunderprodukte anzufangen. Holunder stärkt das Immunsystem und hat darüber hinaus wertvolle Inhaltsstoffe

Bild links: *Weiße Blütendolde des Holunder*

gegen vielerlei Zipperlein. Schwarzer Holunder wirkt vorbeugend gegen Krankheiten und Infekte und ist generell für den gesamten Organismus sehr gesund und hilfreich. Für das allgemeine Wohlbefinden lohnt es sich also Holunderbeersaft oder -sirup in Tees zu geben oder als leckere Beigabe zur Verfeinerung von Süßspeisen zu genießen.

Ringel, Ringel, Reihe,
wir sind der Kinder dreie,
wir sitzen unterm Hollerbusch,
und machen alle husch, husch, husch.
(Alter Kinderreihm)

Pflanzenkunde

Den Holunderbaum (-strauch oder auch -busch) kennt man seit der Antike. Er kann bis zu 8 Metern hoch werden. Verbreitet ist der Heilbaum mit seinen gelb-weißen Blüten und fast dunkelblauen bis schwarzen Beerenfrüchten in ganz Europa, Asien und Nordafrika.

Mythologie

Schon bei den alten Germanen war der Holunderbaum heilig. In ihrer Mythologie wurde er überaus geschätzt und verehrt. In ihrem Weltbild saß ihre Göttin „Holda", die Beschützerin der Pflanzen und Tiere, in einem Holunderbusch. Die Germanen legten der Göttin Opfergaben darunter. Auch die Kelten haben den heiligen Baum in ihr Baumhoroskop eingebunden und die deutschen Märchenschreiber Gebrüder Grimm verewigten die Gottheit Holla als Frau Holle in ihren Märchen. Bei unseren Vorfahren war es üblich einen Holunderbusch oder -baum am Haus oder auf seinem Grundstück zu haben, da er böse Geister vertreiben und die guten beherbergen sollte.

Oft war er mit seinen Heilkräften durch seine zahlreichen wirkungsvollen Substanzen für Mensch und Tier der erste Doktor in großer Not. Seine heilenden Kräfte kann man über die Blüten, die Blätter, die Wurzeln, die Rinde und die schwarzen Beeren für sich nutzen.

Heilanwendungen

Holunderblätter äußerlich angewendet: Bei Hautentzündungen, Hämorriden, Insektenstichen

Die frischen gepflückten Blätter unterstützen den Heilungsprozess bei Hautentzündungen und helfen bei Insektenstichen. Bei Bedarf werden sie mit den Händen oder in einem Mörser etwas zerrieben, um sie dann auf die entsprechenden Stellen zu legen. Zur Behandlung von Hämorriden zerquetscht man die Blätter und macht damit kleine Umschläge.

Holundertee: Bei Grippe, Erkältung und Fieber

Für die Teezubereitung wird 1 TL getrocknete oder frische Blätter oder Blüten pro Tasse genommen. Das getrocknete Kraut wird kurz aufgekocht und dann 10 Minuten abgedeckt ziehen gelassen. Über den Tag verteilt sollten 3 Tassen ziemlich heiß getrunken werden. Bei starken Schmerzen jedoch innerhalb eines halben Tages 3 Tassen. Gibt es nach dieser Zeit keine Besserung, muss unbedingt ein Arzt zu Rate gezogen werden, was natürlich für alle Heilpflanzen aus der Volksmedizin und für die eigene Hausapotheke gilt.

Holunderblüten-Tee: Bei Herpes, Erkältung, Grippe, Husten, Entzündungen der Bronchien, zum Schwitzen

Im Frühjahr werden die großen weißen Dolden mit ihrem herrlichen Duft gesucht.

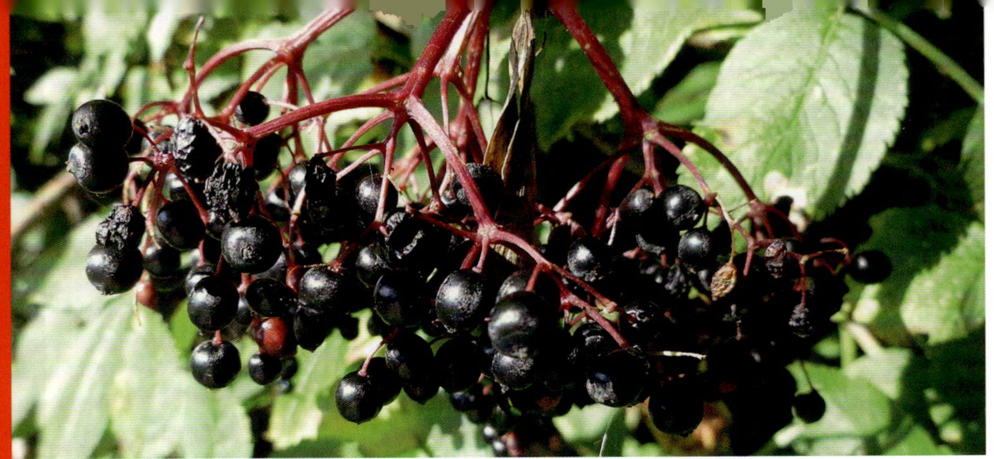

Die gesunden schwarzen Beeren des Holunder

Ausgebreitet legt man sie zum schnellen Trocknen an einen schattigen, warmen Ort. Nach dem Trocknungsprozess werden sie in ein dunkles Gefäß gefüllt und verschlossen. Die Behältnisse sollten zur längeren Aufbewahrung mit Datum und Inhalt beschriftet und dann dunkel gelagert werden. Auch wenn es viele Teemischungen mit Holunder gibt, ist es ratsam bei Anwendungen nur Holundertee zu trinken. Durch sein starkes eigenwilliges Aroma schmeckt er so am besten und hilft absolut.

Holunderblüten-Tee: Bei Sonnenbrand

Menschen die leicht zu Sonnenbrand neigen oder unter solchem leiden, können die entsprechenden Hautpartien mit einem in abgekühltem ungesüßten Holunderblütentee getränktem Tuch lindern.

Die Holunderbaum im Volksmund

Der Holunderbaum beruhigt und besänftigt. Er gibt den Menschen Halt und lässt sie den Boden unter den Füßen wieder spüren. Er vermittelt das Gefühl geerdet zu sein. Als heiliger und starker Schutzbaum galt er für unsere Vorfahren gleichzeitig als Tor zwischen den Welten. An einem alten Holunder länger zu verweilen gibt innere Ruhe und stärkt die Seele. Seine Erdkräfte und Baumenergien helfen uns dabei, mental zu uns zu finden.

Küchentipp

Holundersirup

Für Sirup werden 5 kg der reifen schwarzen Beeren gesucht und anschließend mit einer Gabel von den Stielen in einen Topf abgestreift. Da die Beeren gekocht werden, müssen sie nicht unbedingt vorher gewaschen werden. Die Beeren werden mit etwas Wasser unter Rühren zum Kochen gebracht und 5 Minuten gekocht. Danach die Früchte durch ein Sieb drücken, den gewonnenen Saft mit 1 kg Zucker und dem Saft einer Zitrone ca.10 Minuten leicht köcheln lassen bis er dickflüssig wird (Löffeltest). Den heißen Sirup in Flaschen abfüllen und fest verschließen. So hat man einen gesunden und schmackhaften Wintervorrat für die verschiedensten Anwendungen und für kulinarische Köstlichkeiten.

Holundergelee/-marmelade mit Rotwein

Gesucht werden 5 große Blütendolden, die man in eine Schüssel gibt und darauf handelsüblichen Rotwein gießt. Die eingeweichten Blüten bleiben über Nacht stehen. Am nächsten Tag gießt man alles durch ein Sieb und fängt den Rotwein in einem Topf auf. Der wird dann auf dem Herd mit der entsprechenden Menge Gelierzucker 2:1 aufgekocht. Am besten nimmt man einen größeren Topf damit die Flüssigkeit beim Kochen nicht überschäumt. Zur besseren Haltbarkeit gibt man zum Schluss noch einen Schuss Zitrone (Zitronensäure) in die Flüssigkeit. Sobald die gewünschte Dicke erreicht ist, wird das Gelee oder die Marmelade in saubere Gläser gefüllt, verschlossen und zum Abkühlen aufgestellt. Natürlich macht es auch Freude aus den gesunden schwarzen Beeren eigene, schmackhafte Marmeladen und Gelees zuzubereiten. Dazu werden die verarbeiteten Beeren in Rotwein anstatt Wasser gekocht.

Vorteil: Bei dem großen Angebot an Früchten in der Natur oder im Handel und den Möglichkeiten der modernen Herstellung und Konservierung, sind der eigenen Fantasie bei der Zubereitung von Gelee/Marmelade keine Grenzen gesetzt. Vielleicht ist es ja spannend das ein oder andere Rezept auch selbst zu erfinden, denn unsere Vorfahren kannten diese Art der kulinarischen Vielfalt nicht. Sie lebten im und mit dem Kreislauf der Natur. In diesem Rhythmus sammelten und konservierten sie ihr Nahrungs- und Heilmittelangebot zum täglichen Leben und Überleben.

Holunderblüten-Sirup

Gepflückt werden 10 bis 15 frische Holunderblütendolden. Nachdem man diese zu Hause noch einmal leicht ausgeschüttelt hat, um sie von Fliegen und Insekten zu befreien, werden die Blüten in eine Schüssel mit ca. 2 Liter Wasser gegeben und über Nacht ziehen gelassen. Am nächsten Tag werden die Blüten durch ein Sieb vom Wasser getrennt. Das aufgefangenen Holunderwasser wird unter Zugabe von 1 ½ kg normalem Zucker dann zum Kochen gebracht und so lange weiter geköchelt, bis die nötige Konsistenz erreicht ist (dabei ab und zu umrühren). Ein Spritzer Zitronensaft (etwa von einer halben Zitrone) erhöht die Haltbarkeit des Sirup. Dieser wird nun heiß in saubere Flaschen abgefüllt und verschlossen.

Tipp:

Wer möchte, kann auch die über Nacht eingeweichten Holunderblüten ca. 5 Minuten mitkochen und erst danach durch ein Sieb abgießen. Das Kochen der Blüten verstärkt den sehr aromatischen Holundergeschmack.

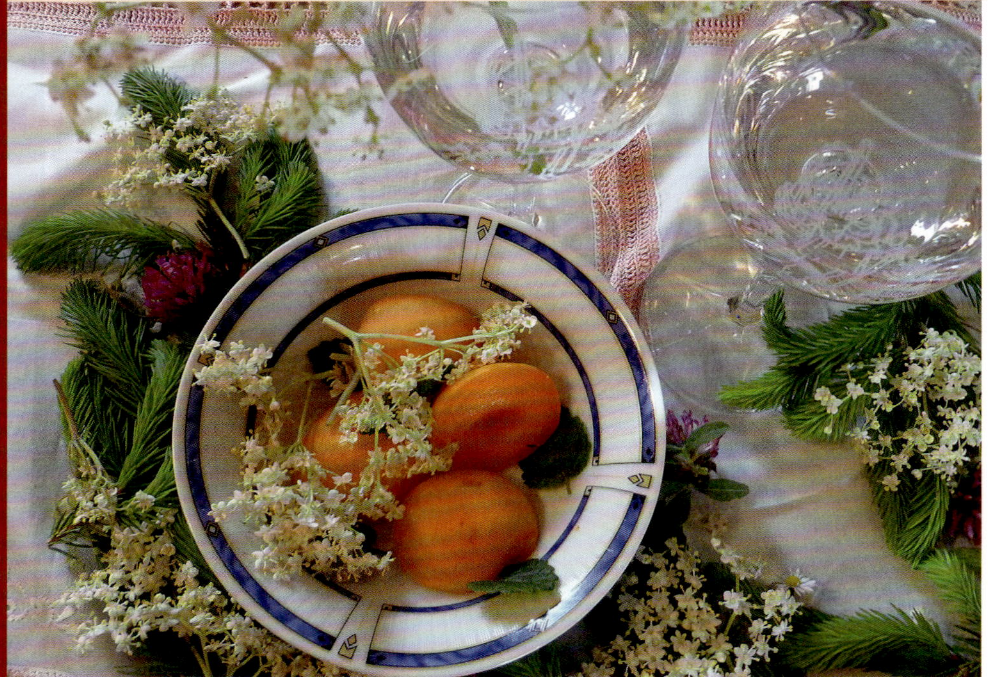

Holunder und Fichte

Bild rechts: *Likör mit Holunderblütensirup*

Bild S. 72/73: *Hollerbusch*

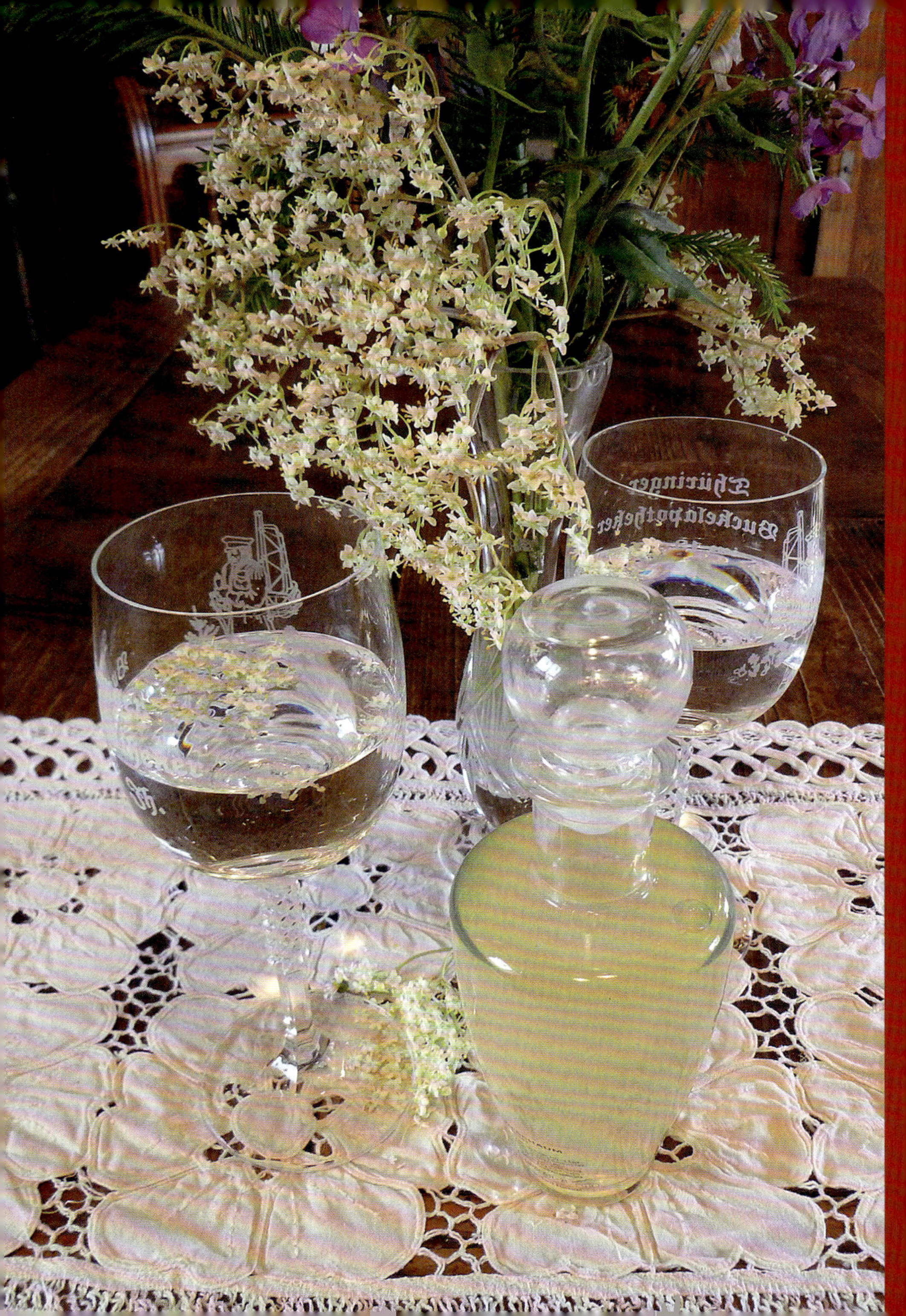
Thüringer
Buckelapotheker

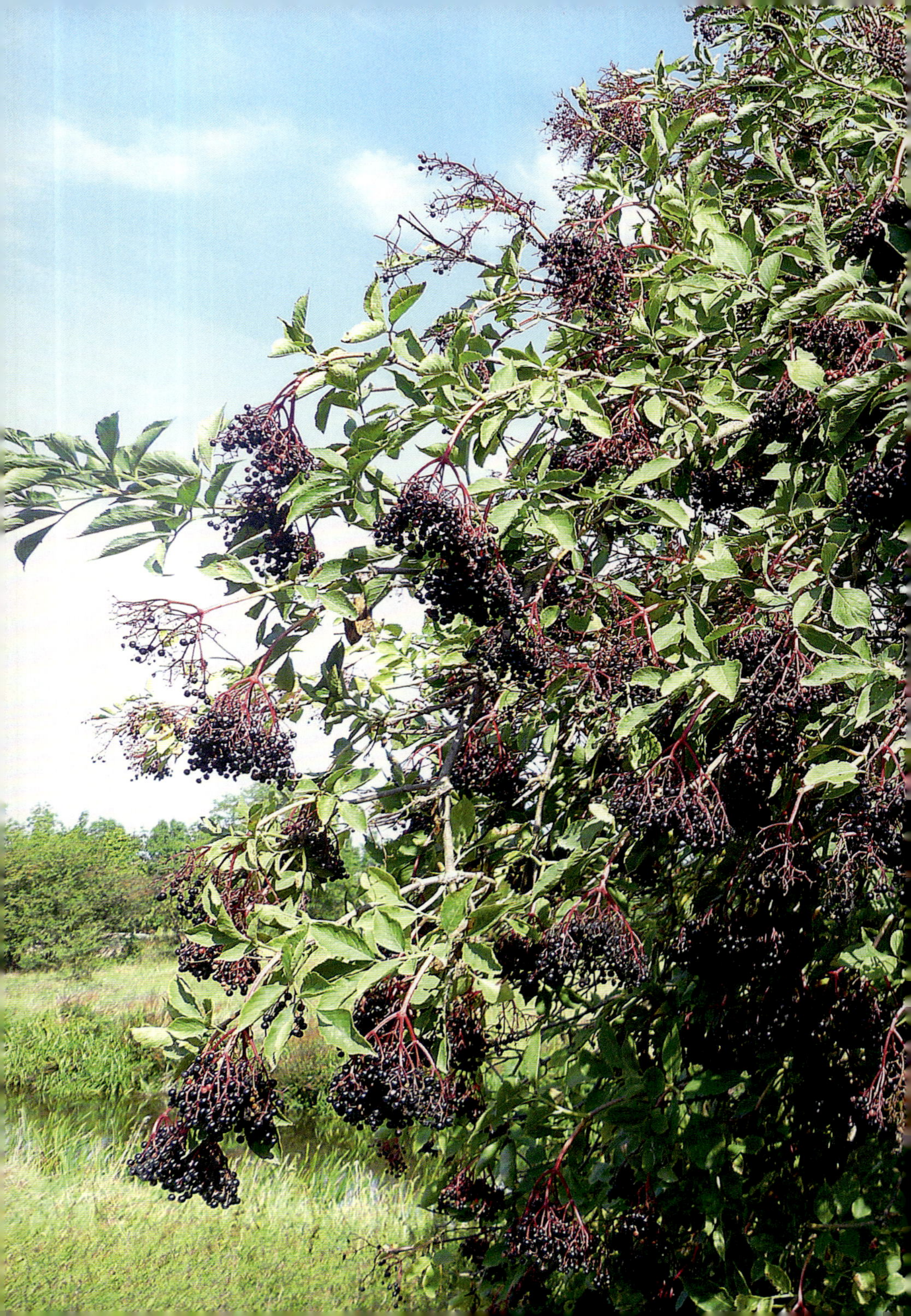

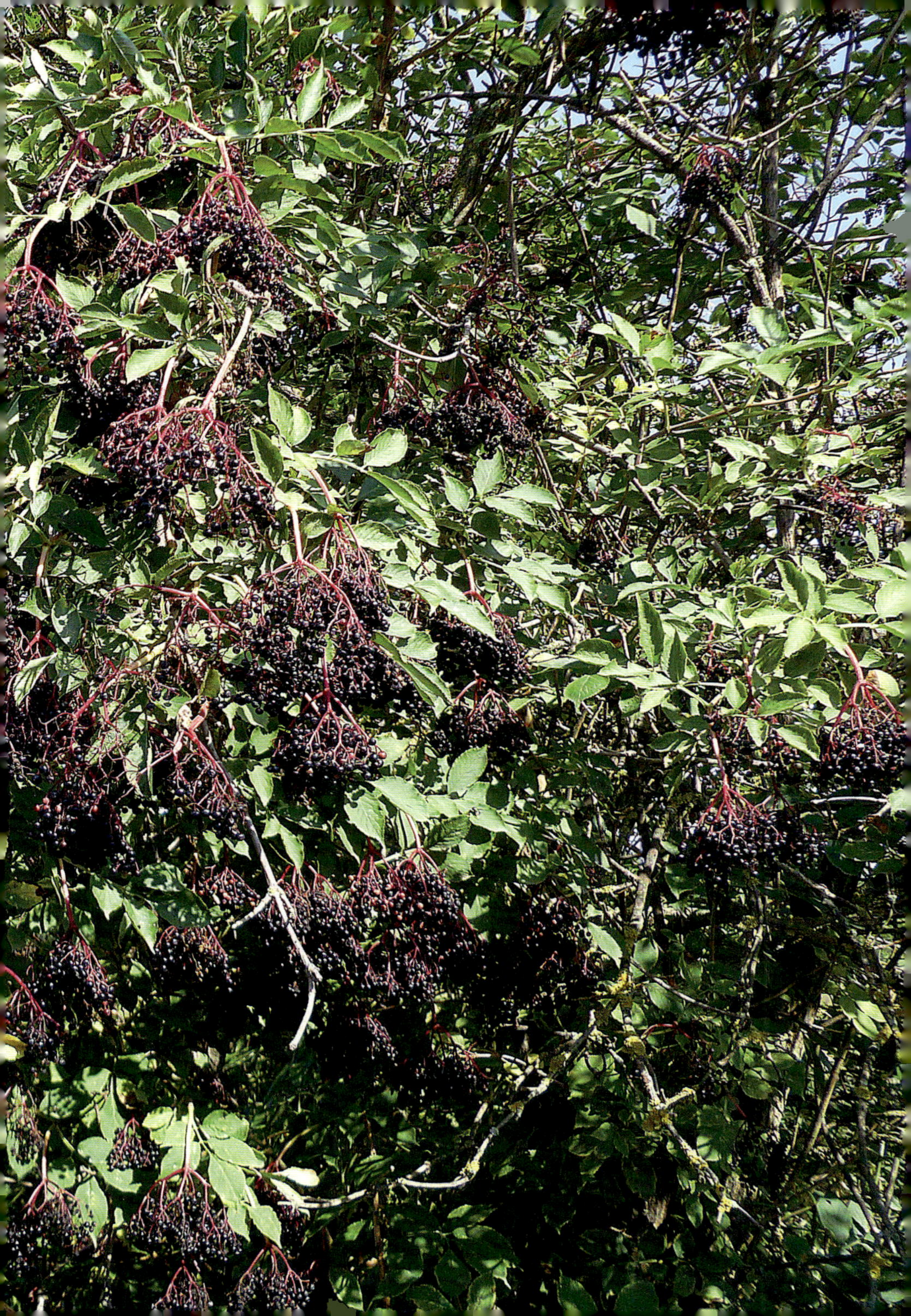

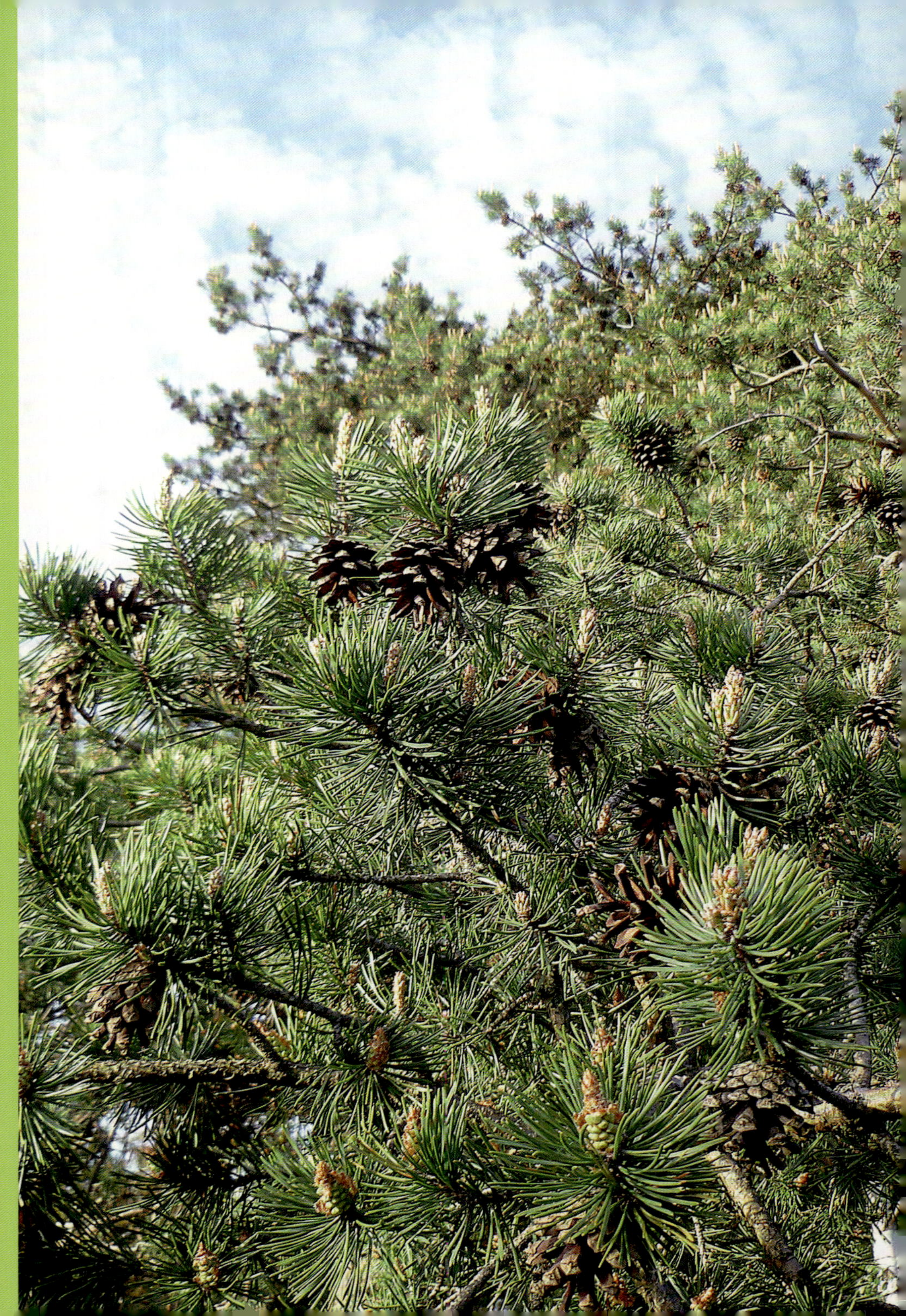

Kiefer, Gemeine *(Pinus sylvestris)*

auch Waldkiefer, Rotföhre oder Föhre genannt

Standorte: Sandböden, felsige Hänge, Sandsteinfelsen, wächst auf trockenen und nassen Böden
Blüte: Mai
Sammelzeit: Frühjahr (Triebe und Knospen), Herbst (Zapfen)
Verwendete Pflanzenteile: Kiefernspitzen, Zapfen
Wichtige Inhaltsstoffe: Glykoside, ätherisches Öl, Vitamin C, Terpentin, Gerb- und Bitterstoffe, Salicinerin, Harzsäuren, Wachs
Eigenschaften: desinfizierend, stoffwechselanregend, keimtötend, fäulnishemmend, geruchsbindend, wundheilend, stärkend, durchblutungsfördernd
Anwendungen: Erkältung, Angina, Husten, Heiserkeit, Schnupfen, Durchblutungsstörungen, Muskelschwund, Gicht, Rheuma, Hautausschläge, Geschwüre, Bronchitis, Blasen- und Nierenleiden, Schlaflosigkeit, müde Füße und Beine

Anwendungsgebiete

Die Kiefer gilt als wachstumsfördernd bei Kindern. Beliebt sind zahlreiche Kiefernprodukte durch ihre ätherischen Öle und Harze. Diese werden zum Einreiben bei Erkältungen für Kinder und Erwachsene angewendet und schaffen eine spürbare Linderung. Stumpfe Verletzungen, Muskelschmerzen sowie Rheuma- und Gichtbeschwerden werden mit Kiefernsalbe gelindert. Bei Durchblutungsstörungen und müden Füßen und Beinen

Bild links: *Gemeine Kiefer*

wirkt eine Einreibung mit Kiefer- oder Fichtennadelbranntwein positiv. Kiefernzusatz im Badewasser ist eine Wohltat für die Gelenke und durch das gleichzeitige Inhalieren der wohltuenden Dämpfe, wird eine beruhigende und entspannende Wirkung auf den Organismus erzielt.

Pflanzenkunde

Die Kiefer ist ein sehr anspruchsloser Baum. Bekannt sind ca. 90 verschiedene Arten auf der nördlichen Halbkugel, von etwa 200 Artgenossen weltweit. Die Kiefer kann je nach Standort bis zu 500 Jahre alt werden. Sie wird zwischen 20 bis 40 Meter groß und erst nach 30 Jahren blüht die Kiefer zum ersten Mal. Einen besonderen Stellenwert in der Baumheilkunde erreichte die Kiefer, auch Föhre genannt, durch ihr harzreiches Holz, welches ebenfalls in der Industrie eine wesentliche Rolle spielt (Peche, Teer, Lacke, Terpentin). In größeren Kiefernwäldern sieht man an den Stämmen oftmals eine Art Fischgrätenmuster, welches der Harzgewinnung dient und den Abfluss des Baumsaftes fördert. Das Harz läuft in die angebundenen Gefäße und wird dann weiterverarbeitet.

Mythologie

Seit dem Mittelalter werden die Harz- und Inhaltsstoffe des grünen Heilbaumes erfolgreich in der Volksmedizin angewendet. Hippokrates und auch Hildegard von Bingen nutzten bei ihren Anwendungen die wertvollen Stoffe. Beim einfachen Volk wurden die intensiven und harzigen Gerüche der Kiefer auch angewandt, um die Viehställe auszuräuchern und gleichzeitig zu desinfizieren. Böse Geister wurden auf diese Art vertrieben und der frische angenehme Geruch schafft ein angenehmes Wohlbefinden. So steht die Kiefer symbolisch seit Jahrhunderten bei den Menschen für viel

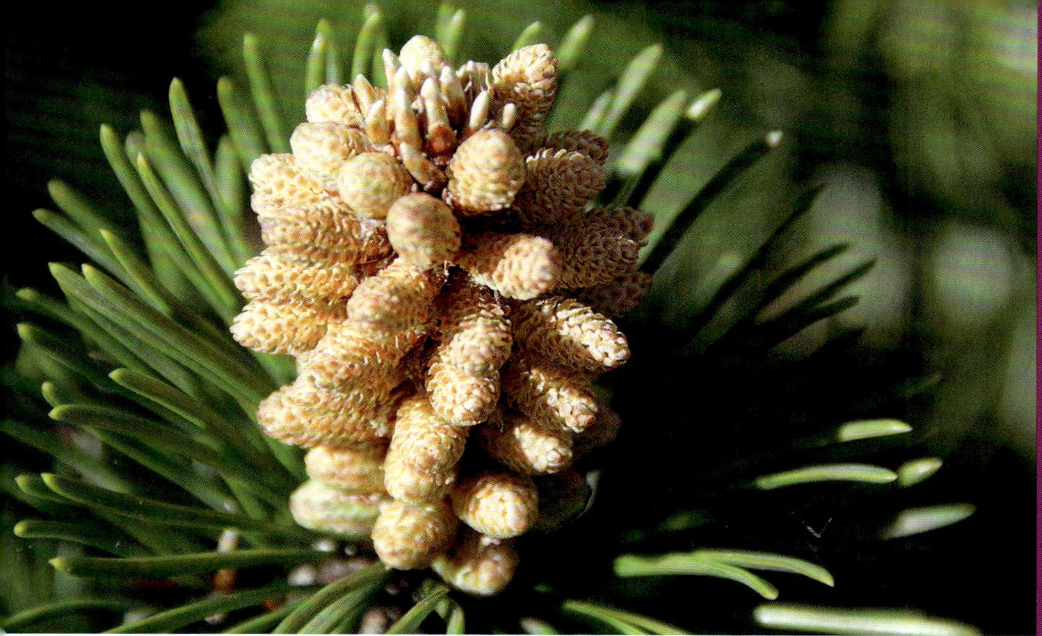

Männliche Blüten der Kiefer

Ausdauer, ein langes Leben und Wiederauferstehung. Selbst im fernen Japan wird der Heilbaum als Wohnstätte der Götter verehrt und an Weihnachten schmücken die Japaner ihre Haustüren mit Kiefernzweigen für ein glückliches neues Jahr.

Heilanwendungen

Kiefernsirup: Bei Erkältung, Husten, Heiserkeit und Angina

Gesucht werden die längeren einjährigen Triebe der Kiefer. Diese füllt man bis zum Rand in ein weithalsiges Glas oder Steingutgefäß. Darauf gießt man eine gesättigte Zuckerlösung und verschließt das Gefäß. Danach bleibt es an einem warmen Platz in der Küche oder in der Sonne am Fenster stehen. Bei Bedarf kann man löffelweise (3 bis 4 TL täglich) die so gewonnene süße und entzündungshemmende Flüssigkeit zu sich nehmen.

Für Bäder werden ebenfalls die frischen Triebe verwendet. Man gibt 1 kg Triebe auf 3 l Wasser und kocht diesen Sud 30 Minuten lang. Danach kann der Kiefernsud auf 2 Vollbäder aufgeteilt werden. Den Sud gießt man einfach ins Wannenbad dazu. So ein Bad lindert nicht nur die Schmerzen Rheuma- und Gichtgeplagter, sondern wirkt ebenfalls angenehm bei Hautentzündungen und Ekzemen.

Kiefernnadel-Umschläge: Auf rheumatische Gelenke

Gesucht werden ½ kg frische Kiefernadeln. Mit 2 l kaltem Wasser werden diese 2 Stunden eingeweicht und anschließend 1 Stunde abgedeckt gekocht. Der abgekühlte Sud kann dann in Form von Umschlägen auf die schmerzhaften Gelenke gelegt werden, um sich so Linderung zu verschaffen.

Alkoholischer Extrakt: Zur Linderung von Lungenleiden, Gicht und Rheuma

Hierfür benötigt man 10 g frische Knospen und legt sie in 100 ml Alkohol in ein Glasgefäß, verschließt dieses und lässt den Inhalt 2 Tage ziehen. Danach die Knospen abgießen und bei Bedarf täglich 15 bis 20 Tropfen einnehmen.

Die Kiefer im Volksmund

Die Kiefer hat eine sehr positive Wirkung auf das Seelenleben der Menschen. Bei ihr finden Menschen den nötigen seelischen Schutz, wenn sie zu starker Melancholie neigen, oft von Traurigkeit geplagt sind, sich allein und nicht verstanden fühlen, sich von allem zurückziehen oder ein stetiges Auf und Ab der Gefühle durchleben. In ihrer Nähe kann man richtig durchatmen und bekommt die Kraft für eine klare Sicht auf die Dinge. Die Kiefer lässt einen so den Weltschmerz vergessen.

Bild rechts: *Kiefer am Darßer Weststrand*

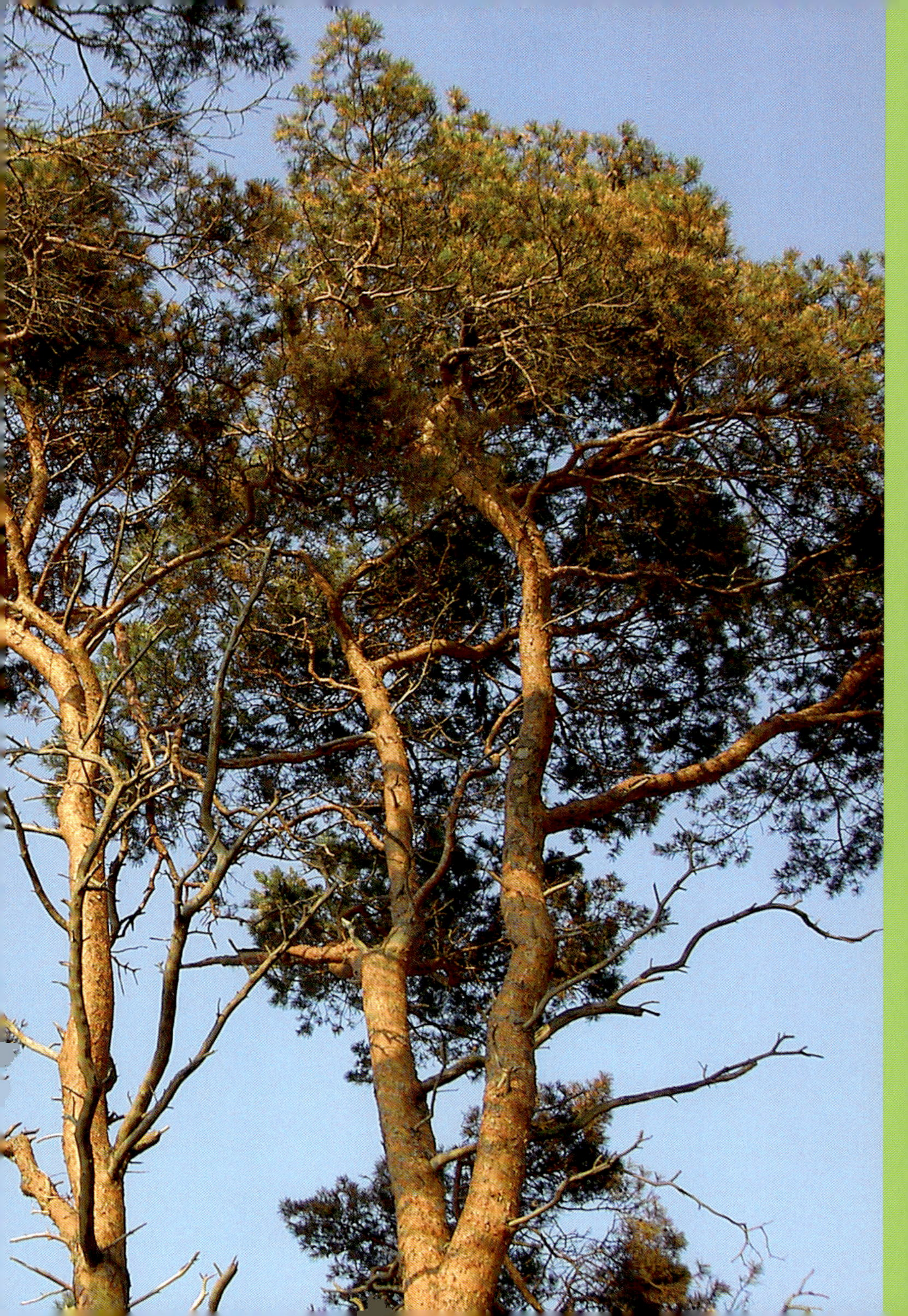

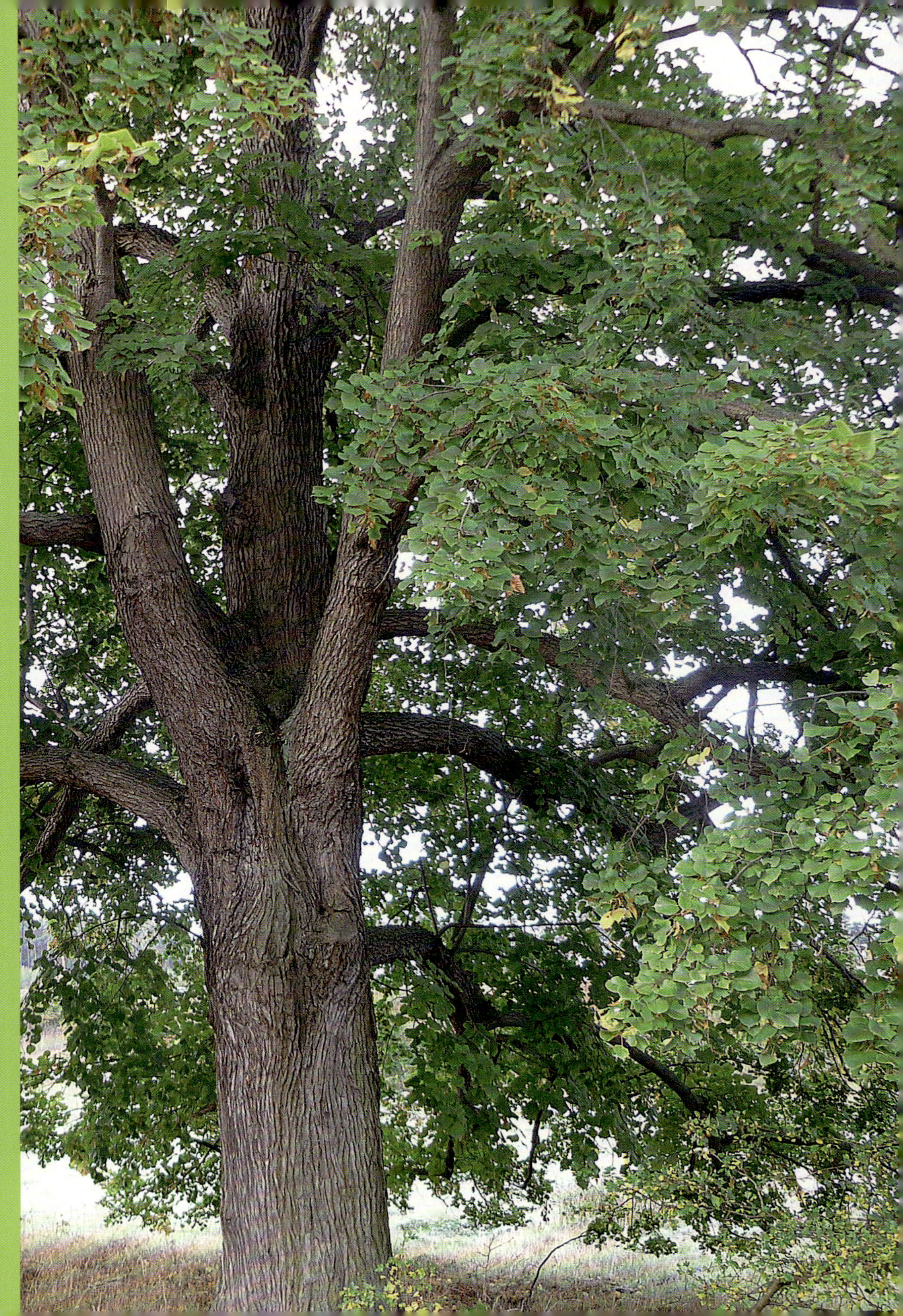

Linde

Winterlinde *(Tilia cordata)*
Sommerlinde *(Tilia platyphyllos)*

Standorte: Auen, Wälder, Hügelland, Dorfanger, auf Steingeröll

Blüte: Juni bis Juli

Sammelzeit: Juni bis Juli, Blütenstand mit Hochblatt bis 4 Tage nach Öffnen der Blüte

Verwendete Pflanzenteile: Blüten, Blätter (frisch und getrocknet), Rinde, Holz

Wichtige Inhaltsstoffe: Ätherisches Öl, Harz, Zucker, Bitterstoffe, Hesperidin, Schleim, Gerbstoffe, Saponin, Xenophil, Glykoside, Vanillin, Flavonoide

Eigenschaften: schmerzlindernd, desinfizierend, abwehrstärkend, fiebersenkend, krampflösend, entgiftend, schweißtreibend, beruhigend, entschlackend, cholesterinsenkend

Anwendungen: Schnupfen, fieberhafte Erkrankungen, Grippe, Erkrankungen der Atemwege, Angina, Nieren- und Blasenkrankheiten

Anwendungsgebiete

In der Volksheilkunde werden vorwiegend die komplett getrockneten Blüten bei Schnupfen, fieberhaften Erkrankungen, Grippe, Erkrankungen der Atemwege und Angina verwendet. Hier ist immer ein Tee von der Winter- oder Sommerlinde sehr zu empfehlen. Bei normaler Erkältung werden die Blüten bei Schwitzkuren in Form von Tee verwendet. Eine solche Kur sollte aber nur durchgeführt werden, wenn man ein gesundes Herz hat, da das Schwitzen den Kreislauf belastet. Darüber hinaus haben die Inhaltsstoffe des Baumes eine günstige Wirkung auf das Herz und sollen die Herzkranzgefäße erweitern. Nieren- und Blasenkrankheiten lassen sich mit der Linde bestens kurieren.

Bild links: *Weit ausladender Lindenbaum*

Pflanzenkunde

Wenn man von der Linde spricht, unterscheidet man kaum zwischen Sommer- und Winterlinde, denn als Heilbaum gibt es zwischen beiden Bäumen keinen merklichen Unterschied. An den herzförmigen Blättern der Linden kann aber auch jeder Laie die verschiedenen Merkmale einfach erkennen. So hat die Winterlinde etwas kleinere Blätter als ihre Kollegin die Sommerlinde. Die Unterseite der Sommerlindenblätter ist durch die kleinen Blatthärchen etwas weißer gefärbt. Bei der Winterlinde dagegen sieht die Rückseite der Blätter bräunlich-gelb aus. Diese großen prachtvollen Bäume mit ihrer korpulenten, dichten Krone können bis zu 1.000 Jahre alt werden und wurden über Jahrhunderte von vielen Kulturen sehr verehrt.

Mythologie

Die Linde war für die Menschen immer ein heiliger Baum. Bei den Germanen und Slaven wurde sie der Göttin Frigga gewidmet, die für die Liebe und den guten Haussegen stand. Vielerorts wurde sogar unter einer Linde Recht gesprochen, weil man diese wiederum der Göttin Freya widmete, die bekanntlich die Wahrheit ans Tageslicht bringen kann. An manch alter Linde sind heute noch die uralten, in den Stamm eingewachsenen Eisenhalsringe sichtbar, die als stille Zeitzeugen an längst vergangene Zeiten erinnern. Nach wie vor gibt es auch Tanzlinden, unter denen fröhliche Tage verlebt und gefeiert wurden und werden. Sie stehen meist in kleineren Dörfern an zentralen Plätzen und durch den verführerischen Duft der Blüten betören sie nicht nur den menschlichen Geruchssinn, sondern sind ebenfalls ein sehr guter Honiglieferant für die fleißigen Honigbienen. Außerdem sagt man, dass ein Lindenbaum vor dem Haus oder auf dem Grundstück den Elektrosmog fernhält. Wer sich vom Alltagsstress ein wenig lösen möchte, der soll ruhig einmal eine Linde länger umarmen oder sich mit den Rücken an sie lehnen, um ihre Energie zu spüren und in sich aufzunehmen. Denn eine alte Linde ist stark genug, jeden Kummer der Menschen mitzutragen, was man an den starken dunklen Falten in ihrer Rinde sehen kann, denn Linde bedeutet auch „lindern".

Heilanwendungen

Lindenblüten-Tee: Bei Erkältung und zum Schwitzen

Mit ¼ l kochendem Wasser wird 1 TL getrocknete Blüten überbrüht und das Ganze 10 Minuten ziehen gelassen. Wer den eigenwilligen Lindengeschmack nicht mag, der hilft mit etwas Honig oder Kandiszucker nach. Der Tee muss so heiß wie möglich getrunken werden und das in 2 bis 3 Tassen täglich. Für die Schwitzkur legt man sich bis zum Hals unter eine Decke und bleibt 20 bis 30 Minuten zum Schwitzen darunter. Anschließend wird der Körper nach Möglichkeit mit kaltem Wasser abgewaschen und frische Wäsche angezogen. Danach ist etwas Bettruhe empfehlenswert. Wer diese Prozedur verträgt, kann sie 2 bis 3 Tage wiederholen und so seine Erkältung/Grippe im wahrsten Sinne des Wortes ausschwitzen.

Teemischung: Bei Erkältung, Schnupfen, Husten, Angina

Linde	20 g
Kamille	20 g
Hagebutte	30 g
Pfefferminze	10 g
Holunder	20 g

Alle gesammelten und getrockneten Pflanzen werden zusammen gemischt und in einem dunklen Gefäß verschlossen. Bei Bedarf wird diese Teemischung mit kochendem Wasser aufgebrüht. Auf ¼ l reicht 1 TL der getrocknneten Pflanzen. So kann dieser wohltuende Tee über den Tag verteilt getrunken werden.

Teemischung: Bei Fieber

Lindenblüten	25 g
Mädesüß	30 g
Holunderblüten	25 g
Kamille	20 g

Auf 1 Tasse 1 TL Teemischung mit kochenden Wasser überbrühen, 10 Minuten ziehen lassen und 1 bis 2 Tassen im Laufe des Tages warm trinken.

Lindenblüten-Tee: Zur Stoffwechselanregung

Um den Magen wieder in Schwung zu bringen, den Stoffwechsel anzuregen und zu entschlacken, gibt man 1 TL Blüten auf 1 Tasse, übergießt sie mit kochendem Wasser, lässt den Tee 10 Minuten ziehen und kann dann täglich 2 bis 3 Tassen davon trinken.

Schlafkissen

Lindenblüten mit Johanniskraut, Kamille, Melisse, Hopfen, Lavendel und Baldrian gemischt, verhelfen zu einem geruhsamen Schlaf. Die getrockneten Kräuter werden zu gleichen Teilen gemischt und dann auf die entsprechende Größe eines Schlafkissen gefüllt (gängige Größen sind A4 oder A5). Dabei wird am besten ein Säckchen aus Leinenstoff verwendet. An einer Seite wird der Stoff geöffnet und die Kräuter hinein gegeben.
Anschließend wird die Öffnung wieder zugenäht. Dieses Kissen legt man beim Schlafengehen unter sein Kopfkissen. Durch die eigene Körperwärme werden die ätherischen Stoffe freigesetzt und eingeatmet. Sie wirken beruhigend auf unseren gesamten Organismus.

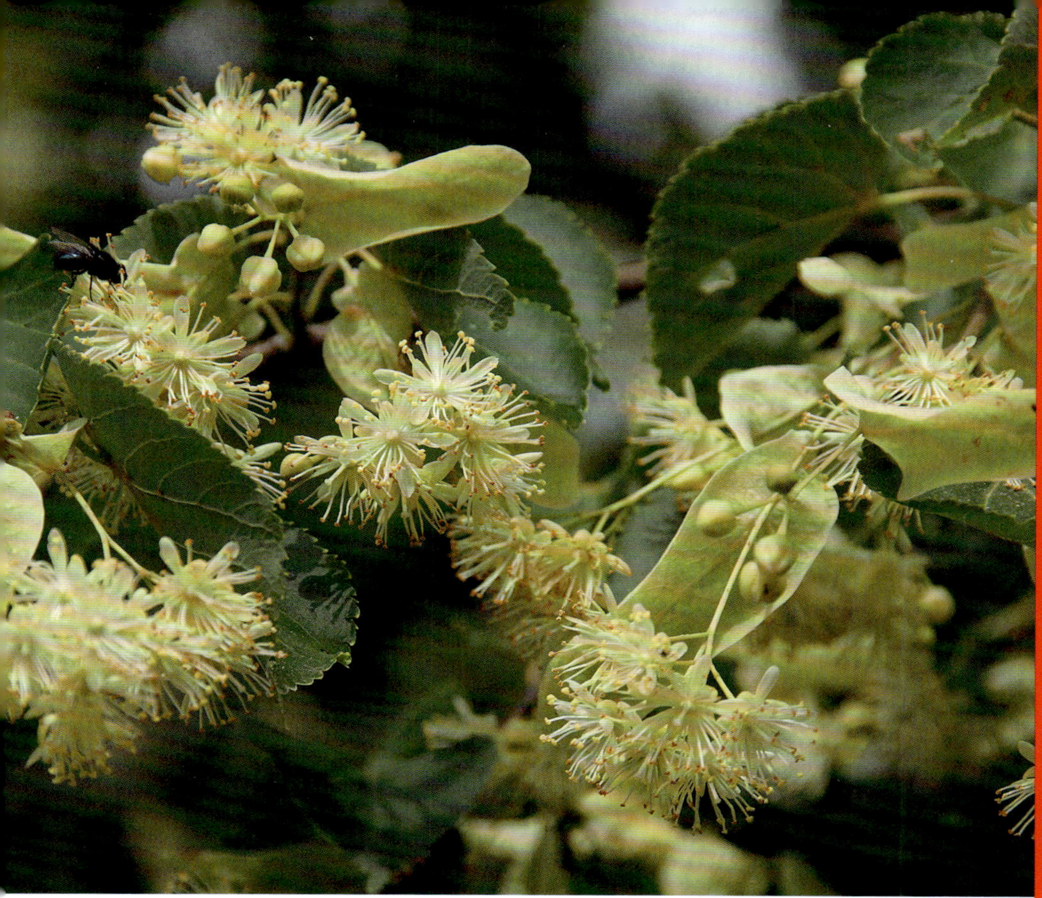

Blüten der Linde

Die Linde im Volksmund

Die Linde verhilft Menschen die leicht wütend werden, sich schlecht konzentrieren können und unbeherrscht reagieren, zu innerer Ruhe. Wie bei anderen Heil- und Kraftbäumen sollte man sich beim Spazierengehen Wege oder Plätze mit Linden aussuchen, um in ihrer Nähe etwas länger zu verweilen, sie ruhig mal berühren, umarmen oder sich anlehnen damit der alte Heilbaum etwas von unserer Last abnimmt.

Küchentipp

Lindenblütengelee oder -marmelade

In einen Topf oder eine Schüssel (am besten nicht aus Metall) gibt man 2 l kaltes Wasser und die frisch gepflückten Lindenblüten (ca. 300 g). Alles bleibt über Nacht abgedeckt stehen. Am nächsten Tag werden die Blüten mit dem Wasser in einen Kochtopf gegeben und 10 Minuten gekocht. Im nächsten Schritt wird der gesamte Inhalt durch ein Sieb gegossen und erneut zum Kochen gebracht. Zum Sud werden anschließend 500 g Gelierzucker 3:1 und ein Spritzer Zitrone (oder handelsübliche Zitronensäure) hinzugegeben und wie anderes Gelee oder Marmeladen etwas eingekocht (Anleitung auf der Verpackung beachten). Zum Schluss die Gelierprobe nicht vergessen und dann in saubere Gläser abfüllen. Der liebliche Geschmack der Lindenblüten ergibt eine vorzügliche und gesunde Gelee- oder Marmeladendelikatesse.

Lindenblütensirup

Genau wie bei Gelee werden die Blüten über Nacht im Wasser stehen gelassen und erst am nächsten Tag zu Kochen gebracht. Nach 5 Minuten wird alles durch ein Sieb gegossen und erneut aufgekocht. Auf 2 l gekochtes Lindenblütenwasser werden 1 ½ kg normaler Zucker und ein Spritzer Zitrone zur besseren Konservierung gegeben. Dann lässt man den Sirup ganz langsam vor sich hin köcheln, bis er immer dickflüssiger wird. Ab und zu rühren und den Löffeltest machen, um zu schauen ob der Sirup die nötige Dicke erreicht hat. Zum Schluss wird der Sirup so heiß wie möglich in saubere Flaschen abgefüllt und dann verschlossen und kühl gelagert.

Lindenblütensirup ist weniger bekannt und sorgt daher immer für eine geschmackliche Überraschung, wenn er zum Beispiel in Sekt serviert oder an Sommertagen mit anderen kühlen Getränken zum Erfrischungsgetränk gemixt wird. Der eigenen Fantasie sind hierbei keine Grenzen gesetzt.

Lindenblütenlikör

Dazu benötigt man eine leere und saubere 0,7 l-Flasche oder ein ähnliches Gefäß. In diese werden bis zur Hälfte frisch gesuchte Lindenblüten gefüllt, darauf 40%igen klaren Alkohol (z. B. Korn, Wodka) gießen und zum Schluss je nach Bedarf (ca. 3 EL) Zucker dazu geben. Die verschlossene Flasche bleibt 4 bis 6 Wochen am Küchenfenster in der Sonne oder Wärme stehen, bis die Blüten ihr ganzes Aroma freigegeben haben. Danach werden die Lindenblüten abgegossen und der fertige Likör auf andere Gefäße zum späteren Verzehr umgefüllt.

Bild rechts: *Eine alte Dorflinde*

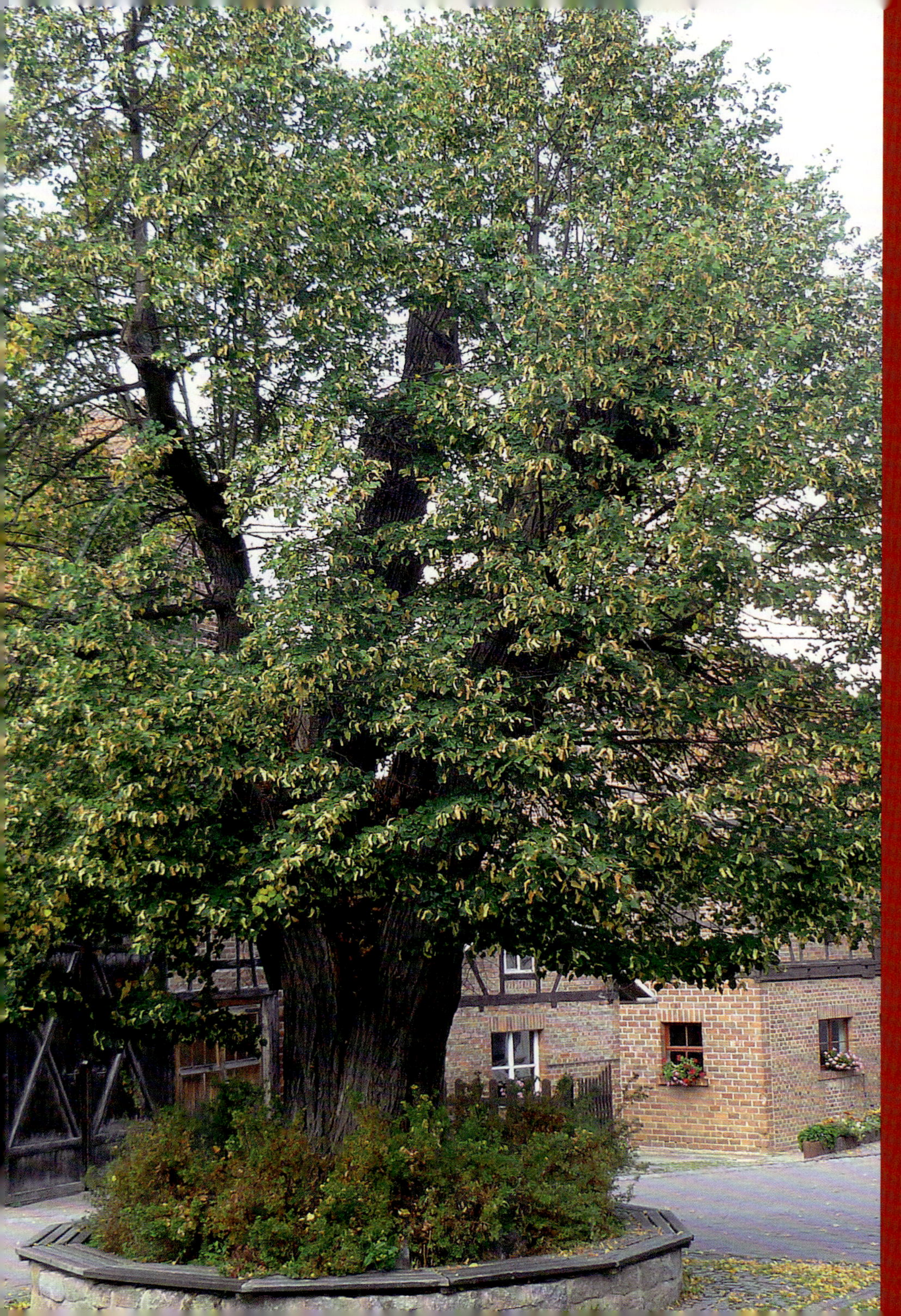

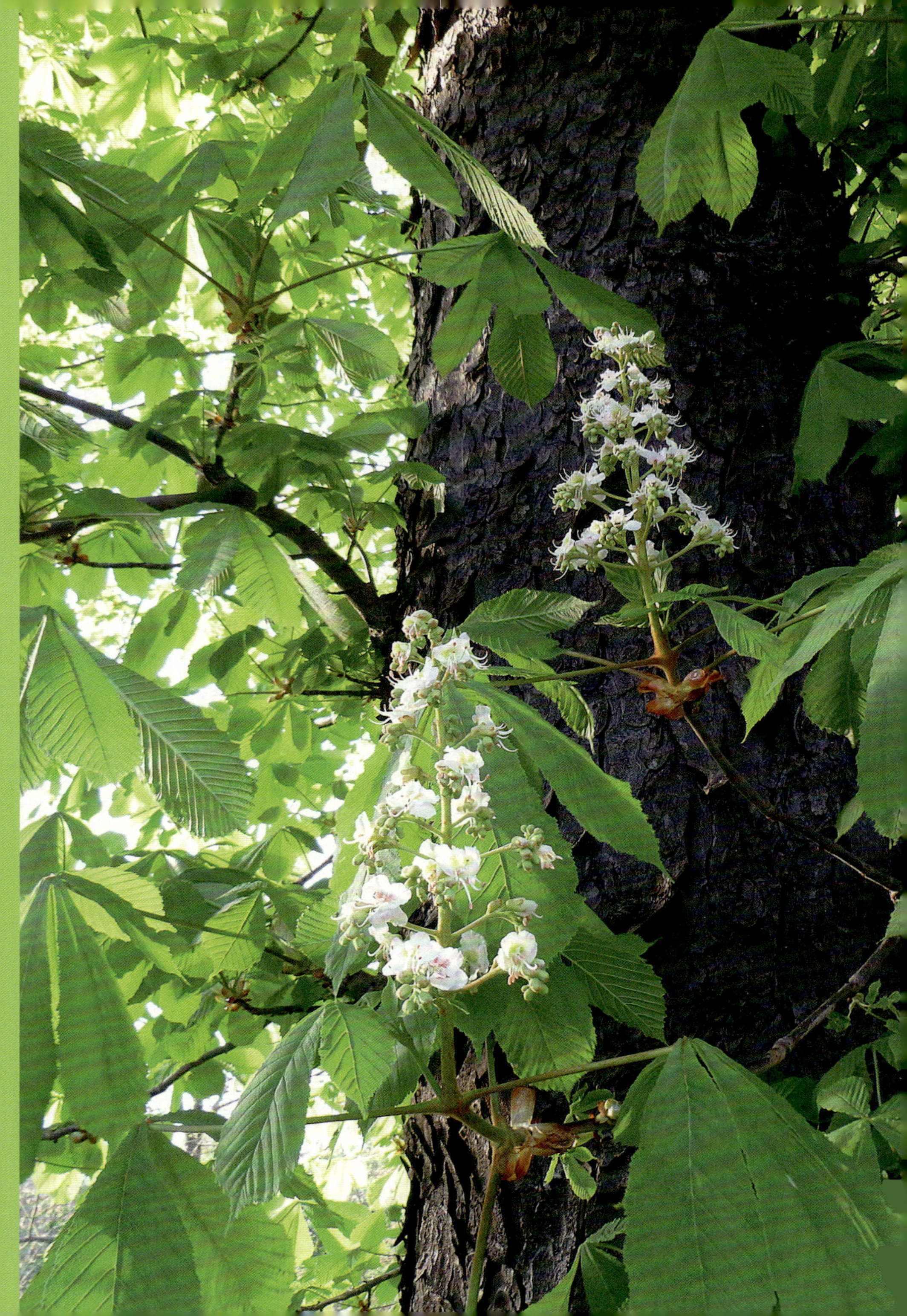

Rosskastanie *(Aesculus hippocastanum)*

Standorte: Straßenalleen, Biergärten, Park- und Grünanlagen

Blüte: April bis Juni nach Höhenlage

Sammelzeit: Frühjahr und Herbst

Verwendete Pflanzenteile: Rinde, Blüten, Blätter, Früchte

Wichtige Inhaltsstoffe: Aesculin, Cumarin, Glykoside, Aescin, Fraxin, Bitterstoffe, Gerbstoffe, Farbstoff, Zucker, Stärke, Flavonoide, Eiweiß, fettes Öl, Phytosterin, Saponin

Eigenschaften: blutstillend, blutreinigend, leicht stopfend, adstringierend, schweißtreibend, fiebersenkend, desinfizierend

Anwendungen: Gicht, Rheuma, Magen- und Darmkatarrh, Durchfall, Husten, trockener Rachen- und Nasenkatarrh, Erkältung, Bronchialkatarrh, Venen, Krampfadern, Durchblutung der Blutgefäße, herz- und kreislaufanregend, festigt das Gewebe

Anwendungsgebiete

In der pharmazeutischen Industrie werden zahlreiche Präparate von den Kastanien und der Rinde des Heilbaumes zur Behandlung von Herz- und Kreislaufproblemen, Venenleiden und Krampfadern angeboten. Ihren festen Platz haben die pflanzlichen Substanzen auch in der Homöopathie. In der Volksheilkunde wurden die besonderen Wirkstoffe des Baumes bei den verschiedensten Krankheiten schon immer geschätzt. So nennt man den Kastanienbaum mancherorts auch Gichtbaum, weil er Rheuma- und Gichtgeplagten Linderung verschaffen kann. Im Volksglauben wird ebenfalls dazu geraten, immer 2 bis 3 Kastanien in der Hosentasche zu tragen um Rheuma und Gicht vorzubeugen und uns die nötige Gelassenheit und

Bild links: *Rosskastanienbaum*

Lebensfreude im Alltag wiederzugeben. Weiterhin sorgen die Inhaltstoffe der Kastanie generell für einen besseren Blutfluss zum Herzen und eine bessere Durchblutung der Blutgefäße. Venenleiden, Magen- und Darmkrämpfe, Hämorriden, Husten und trockener Rachen- und Nasenkatarrh lassen sich mit Rosskastanie gut kurieren.

Pflanzenkunde

Die Rosskastanie ist ein sehr stattlicher Baum der bis zu 30 Meter hoch wachsen und je nach Standort bis zu 300 Jahre alt werden kann. Seine Verbreitung nach Mitteleuropa begann mit den Osmanen, welche Kastaniensamen als Pferdefutter nutzten. Noch heute gibt man in verschiedenen Regionen Kastanien unter das übliche Pferdefutter, denn es soll den Pferden zusätzlich Kräfte verleihen. 1557 gab es den ersten Bericht über die Kastanie in Österreich und kurze Zeit später kam es zum ersten Versandhandel der Samen und somit zur Verbreitung und dem gezielten Anbau der Rosskastanien in Europa, die nicht zu verwechseln sind mit der ebenfalls bekannten Esskastanie (Marone). Durch seine füllige Blütenpracht und den großen grünen, fünf- oder sieben-gefingerten Blättern, ziert der Baum in allen Landschaftsräumen Straßenalleen, Biergärten, Park- und Grünanlagen. Fast überall sind Kastanienbäume anzutreffen. Durch die intensive braune Farbe der Kastanie mit ihren weißen Flecken und den unterschiedlichsten Größen kennt diesen Baum fast jedes Kind. Schließlich hat er sich neben seinen heilenden Kräften auch als Naturmaterial zum herbstlichen Basteln durchgesetzt. Außerdem bietet die Rosskastanie dem heimischen Wild mit den getrockneten Früchten eine nahrhafte, abwechslungsreiche und gesunde Alternative im Winter.

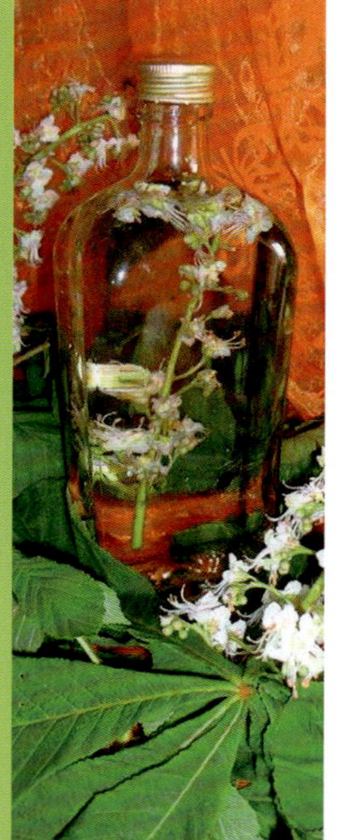

Bild links: *Möglichkeiten der Verwendung von Blättern und Blüten*

Mythologie

Wer in der Mythologie über die Rosskastanie fündig werden will, der muss schon etwas recherchierenden, denn die Rosskastanie kam erst Ende des 16. Jahrhunderts nach Westeuropa. Bekannt ist aber, dass die Kastanie im keltischen Baumhoroskop für Gerechtigkeit, Diplomatie und Redlichkeit stand. Es wird gesagt, dass derjenige, der die erste Kastanie im Jahr findet und sie bei sich in der Hosen- oder Jackentasche trägt mit Glück, Freundschaft und Wohlstand beschenkt wird. Bestimmt hat der stolze, prachtvolle Baum mit seinen weißen oder rosafarbenen Kerzenblüten im Frühjahr und seinen dunkelbraunen Früchten im Herbst auch den Sonnenkönig Ludwig XIV. (1638–1715) so beeindruckt, dass die Kastanie zu seinen Lieblingsbäumen zählte. Es wird vermutet, dass er den Heilbaum bei seiner Mutter Anna, die in Österreich lebte, sah und ihn dann bei sich anpflanzen ließ. Seinem Vorbild folgend pflanzten daraufhin viele Adlige ebenfalls Kastanienbäume in ihren Parks, Alleen und Prachtgärten. Bis heute können wir uns dadurch an den großen und prächtigen Bäumen erfreuen. Auch im Bayern Ludwig des I. symbolisierte der Kastanienbaum Fröhlichkeit und Geselligkeit. Und gewiss kennt der eine oder andere noch den alten Spruch „Die Kastanien aus dem Feuer holen“, was so viel bedeutet, wie sich für einen Menschen selbstlos einzusetzen ohne dafür Dankbarkeit zu erwarten.

Heilanwendungen

Kastanientee von getrockneten Blättern oder Blüten:

Für 1 Tasse Tee nimmt man 1 TL getrocknete Blätter oder Blüten. Diese übergießt man mit kochendem Wasser und lässt alles abgedeckt 10 bis 20 Minuten ziehen. Danach wird die Flüssigkeit abseiht. Vom Kastanientee kann täglich 1 Tasse getrunken werden.

Kastanien-Rinde: Als Tee zubereitet

Auf ½ l Wasser gibt man 2 TL zerstoßene Rinde, lässt diese 30 Minuten kochen und trinkt davon täglich 1 bis 2 Tassen, hauptsächlich bei Hämorriden, Krampfadern, Husten und Erkältung.

Kastanienpulver:

Jeder kann selbst seine Kastanien sammeln, da sie überall in der Natur zu finden sind. Wenn die Kastanien noch frisch und nicht getrocknet sind, öffnet man zu Hause die braune Schale mit einem kleinen Messer und entfernt die weiße Frucht. Diese wird anschließend im Backofen bei mittlerer Wärme auf einem Blech getrocknet und später bei Bedarf zu Pulver zerstoßen. Täglich nimmt man 2 bis 3 kleine Messerspitzen nach dem Essen. Kastanienpulver regt den Kreislauf und Stoffwechsel an und wirkt positiv bei Entzündungen der Lymphgefäße und Hämorrhoiden.

Zum Einreiben:

Im Frühjahr werden die frischen Blüten mit 40%igem Alkohol (Klaren) in einer Glasflasche oder Schraubglas angesetzt. Das verschlossene Gefäß bleibt dann 6 Wochen am Fenster in der Sonne oder an einen warmen Plätzchen in der Küche stehen. Nach dieser Zeit hat man ein hervorragendes Mittel zum Einreiben der schmerzhaften Stellen bei Rheuma, Gicht und für die Venen.

Kastanienbad:

Ein Kastanienbad wirkt sehr wohltuend auf die Gelenke, besonders bei Menschen die unter Rheuma und Gichtschmerzen leiden. Es stärkt gleichermaßen die Venen und sorgt für Entspannung. Hierfür werden ca. 1 kg Kastanien gesucht.

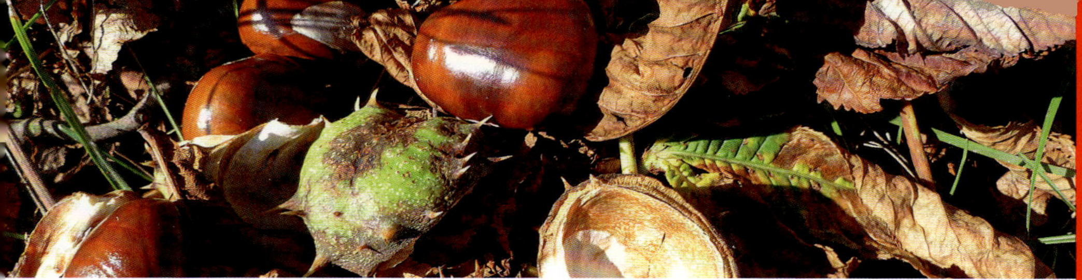

Die Früchte der Kastanie

Diese mit einem Messer 2- bis 3-mal durchschneiden, in einem Topf mit Wasser einweichen und über Nacht stehenlassen. Am nächsten Tag 5 Minuten aufkochen, danach die Kastanien abgießen und den Sud ins Badewasser geben. Möchte man sich einen Kastanienvorrat für spätere Bäder schaffen, müssen die frischen Kastanien etwas klein geschnitten werden und dann lässt man sie einfach in einem Körbchen an einem trockenen Plätzchen stehen. Für ein späteres Bad nimmt man die getrockneten Kastanien und bereitet nach dem gleichen Prinzip wie vorher beschrieben seinen Sud vor, lässt aber die inzwischen getrockneten Kastanien 10 Minuten kochen.

Die Rosskastanie im Volksmund

Die Rosskastanie ist der Baum für die innere Gelassenheit. Sie gibt uns die Möglichkeit die innere Mitte wiederzufinden, besonders wichtig für Menschen die ständig dem Vergangenen nachhängen, denen es schwer fällt persönliche Veränderungen zu akzeptieren oder Eltern die ihre Kinder nicht loslassen können. Die Kastanie heilt wunde Seelen, gebrochene Herzen und stärkt generell wieder das Selbstvertrauen. Es lohnt sich Kastanienbäume hin und wieder aufzusuchen und sich in ihrer Gesellschaft ein wenig aufzuhalten. Der alte Heilbaum kann uns die verlorene Lebensfreude zurückgeben.

Küchentipp

In schlechten Zeiten wurde die getrocknete Kastanie durch ihren Stärkegehalt als Mehlersatz verarbeitet. Heute aber spielt diese Variante keine Rolle mehr und wird kaum angewendet. Wer natürlich solche schönen, mit viel Zeit verbundenen alternativen Möglichkeiten liebt, der sollte die Mehlgewinnung nach dem Vorbild unserer Vorfahren ruhig einmal ausprobieren.

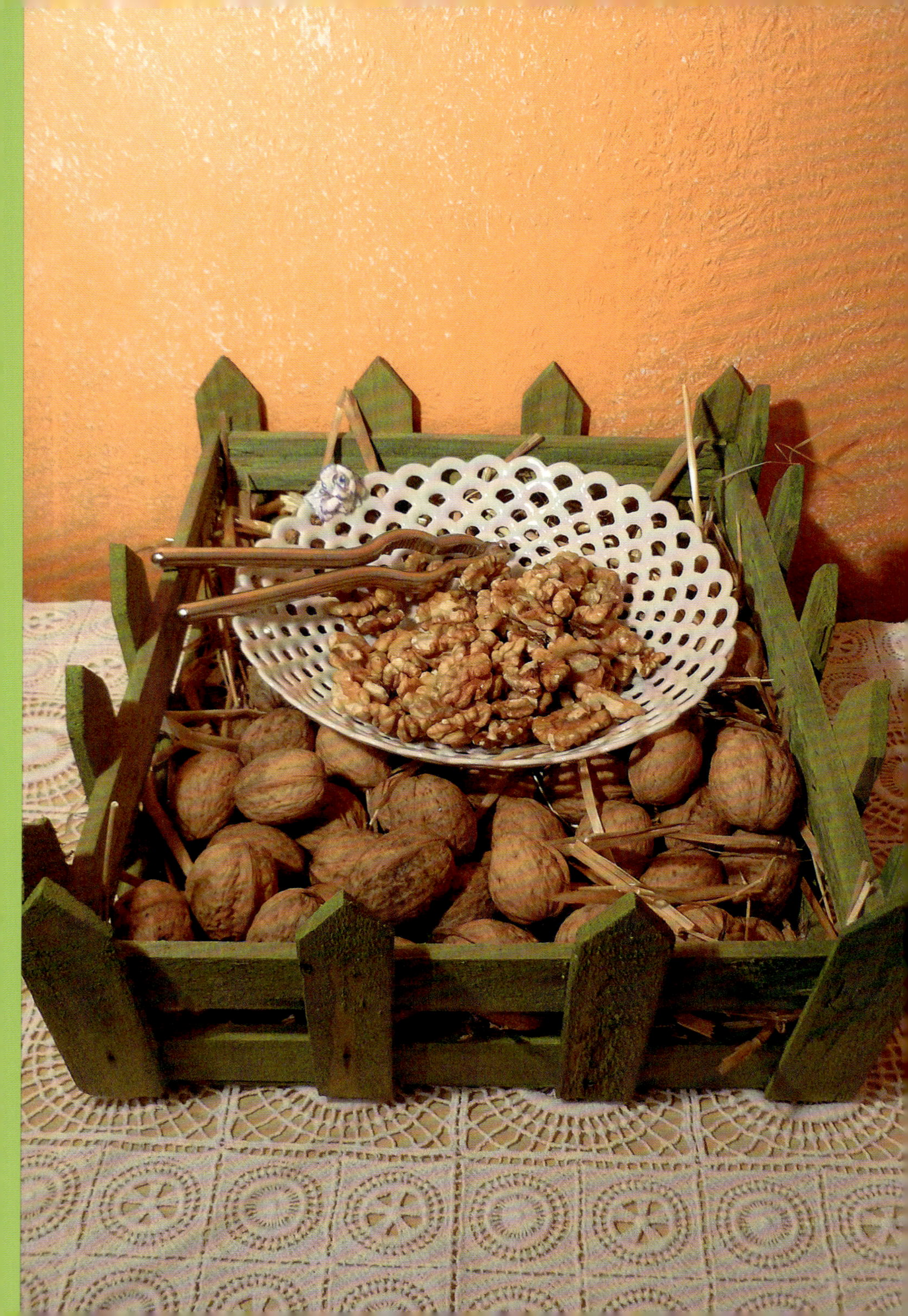

Walnuss *(Juglans regia)*

Standorte: Gärten, Plantagen, Wiesenränder

Blüte: Mai bis Juni (nach Standort)

Sammelzeit: Juni (Grüne Nüsse und Blätter), September bis Oktober (Reife Nüsse)

Verwendete Pflanzenteile: Blüten, Blätter, Früchte (Nüsse) frisch und getrocknet

Wichtige Inhaltsstoffe: Gerbstoff, Gerbsäure, Juglon, Ätherisches Öl, fettes Öl, Tannine, Bitterstoffe, ungesättigte Fettsäure, Flavonoide, Kalk, Eiweiß, Kalium, Phosphor

Eigenschaften: heilend, nervenstärkend, blutreinigend, leistungssteigernd, adstringierend, cholesterinsenkend

Anwendungen: Ekzeme, Akne, Schorf, Fisteln, Flechten, Magen- und Darmgrippe, Keuchhusten, Husten, Angina, Bronchitis, Venenentzündung, Krampfadern, Diabetes, Tripper, offene Beine, Herzschwäche, Weißfluss, Arterienverkalkung, Geschwüre, Blutreinigung, zur allgemeinen Stärkung

Anwendungsgebiete

Da die Inhaltsstoffe des Walnussbaumes ebenfalls über sehr viele Gerbstoffe verfügen, sind seine Heilkräfte besonders bei Hauptproblemen und Geschwüren sehr wirkungsvoll. Menschen mit überempfindlichem Magen sollten Walnussblätter-Tees vorsichtiger genießen, damit es durch den hohen Gerbstoffgehalt nicht zu Reizungen kommt. Seine grünen Schalen finden ebenso viel Wertschätzung wie die Blätter und Nüsse. So sollten die grünen Schalen (Nüsse) vorzugsweise in der Zeit zu Johanni (24. Juni) gesucht werden. Im Volksglauben ist man seit Jahrhunderten der Meinung,

Bild links: *Walnüsse*

dass das Innenleben von Nüssen in seiner Struktur den menschlichen Gehirnhälften ähnelt und die Nüsse durch den Verzehr, neben allen anderen wirksamen Inhaltsstoffen, eine positive Wirkung auf unser Gedächtnis haben sollen. Im Winter und ganz besonders zur Weihnachtszeit werden die holzigen Nussschalen geknackt und die Nüsse gern gegessen. Sie sind vitaminreich und gleichzeitig gut für die Blutgefäße. Sie helfen bei Herzrhythmusstörungen und sind überhaupt sehr nahrhaft.

Pflanzenkunde

Der Walnussbaum ist an heißen Tagen ein hervorragender Schattenspender. Mit seiner riesigen fast rundlichen Krone ist er in der Landschaft nicht zu übersehen. Beachtlich sind auch seine Blätter, die eine Länge von 40 cm erreichen. Die Bäume können bis zu 25 Metern hoch werden und der von starken Rissen und Runzeln gekennzeichnete Stamm erreicht bis zu 3 Meter Umfang. Im Durchschnitt wird ein Walnussbaum zwischen 150 bis 200 Jahre alt. Walnussbäume sind wahre Einzelkämpfer in der Natur, denn sie beanspruchen viel Platz für sich und mögen eigentlich keine anderen Bäume in ihrer Nachbarschaft. Ursprünglich kommt der Walnussbaum aus Vorder- und Mittelasien und durch die Römer von Italien nach Mitteleuropa (Frankreich, Ungarn) wo er kultiviert und auf Plantagen angebaut wurde und wird. Inzwischen hat er sich, wie so manch anderer Baum, selbst auf den Weg gemacht und sich eigenständig in bestimmten Regionen angesiedelt und vermehrt. Von einem großen Walnussbaum kann man bei guten Voraussetzungen im Herbst bis zu 150 kg Nüsse ernten. In der Holzindustrie zählt sein wertvolles Holz zu den Edelhölzern.

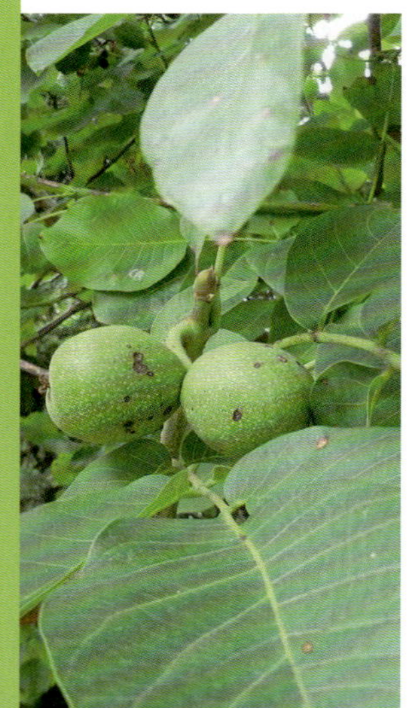

Bild links: *Walnüsse am Baum*

Mythologie

In der Medizin und Volksheilkunde ist er einer der bedeutendsten Heilbäume überhaupt, was auch die alten Germanen für sich entdeckten. Bei ihnen war der Walnussbaum den Göttern Donar und Fro geweiht. Viele Rituale sind mit dem Walnussbaum verbunden. Beispielsweise galten die Nüsse des Baumes in allen Fragen, die mit der Liebe zusammenhingen, als zukunftsvoraussagendes Orakel. Aber die Nüsse wurden auch für die Wettervorhersage genutzt und ein Walnussbaum war für Hexen ein zentraler Ort ihrer geheimen Treffen.

Heilanwendungen

Walnussblätter-Tee: Zur Stärkung der Verdauung und zur Blutreinigung

Getrocknete oder frische Blätter kleinschneiden. Pro Tasse 1 EL davon mit kaltem Wasser ansetzen, das Ganze langsam zum Sieden bringen und 5 Minuten vor sich hin köcheln lassen (nicht kochen). Dann den Sud durch ein Sieb abgießen. Vom so gewonnenen Tee können täglich 1 bis 2 Tassen getrunken werden. Der Geschmack kann durch Zugabe von Honig etwas gemildert werden.

Walnussblätter-Tee mit Kamille zur äußerlichen Anwendung: Bei Hämorriden, Ekzemen, Akne, Diabetes und Hautentzündungen

Das gleiche Teerezept (siehe oben, ohne Zucker) kann ebenfalls für äußerliche Behandlungen angewendet werden. Dabei wird zusätzlich die gleiche Menge an Kamillentee dazu gegeben um den Walnussblätter-Sud zu verdünnen. Nach dem Abkühlen werden die entzündeten Stellen mit im

Tee getränkten Umschlägen oder in Teilbädern behandelt. Der Sud wirkt schmerzlindernd und entzündungshemmend bei Hämorriden, Ekzemen, Akne und anderen Hautentzündungen.

Walnussblätter frisch/getrocknet: Äußerlich für Umschläge und Teilbäder

Auf ¼ l kaltes Wasser wird 1 EL getrocknete oder frische Walnussblätter gegeben. Das Ganze wird abgedeckt zum Kochen gebracht und ca. 2 Minuten weitergekocht. Der Sud muss im Anschluss 10 Minuten ziehen, bevor die Blätter durch ein Sieb abgegossen werden können. Den Sud abkühlen lassen und anschließend die getränkten Umschläge auf die betroffenen Stellen auflegen. Der Sud kann ebenfalls für Teilbäder verwendet werden.

Walnussblätter-Bad: Bei Hämorriden, Geschwüren, Ekzemen, Hautentzündungen, Flechten

Über Nacht werden 2 Handvoll frische Blätter mit 2 l kaltem Wasser in einem Topf angesetzt. Am nächsten Tag werden die eingeweichten Blätter 5 Minuten lang zum Kochen gebracht. Danach die Blätter durch ein Sieb geben und die Flüssigkeit auffangen. Diese kann für 2 Vollbäder aufgeteilt werden. Wie üblich sollte die Badezeit mit Heilpflanzen nicht länger als 20 Minuten dauern.

Walnussschalen-Sirup: nerven- und magenstärkend

Gepflückt werden 3 Handvoll grüne Früchte. Anschließend trennt man die grüne weiche Schale vom Inneren des Nusskerns, gibt die Schalen in 1 l Wasser, dazu 3 bis 4 Gewürznelken und wer mag, eine Prise Zimt. Die Flüssigkeit mit den Zutaten lässt man zwischen 5 bis 10 Minuten langsam kochen. Anschließend werden die Schalen durch ein Sieb gegossen.

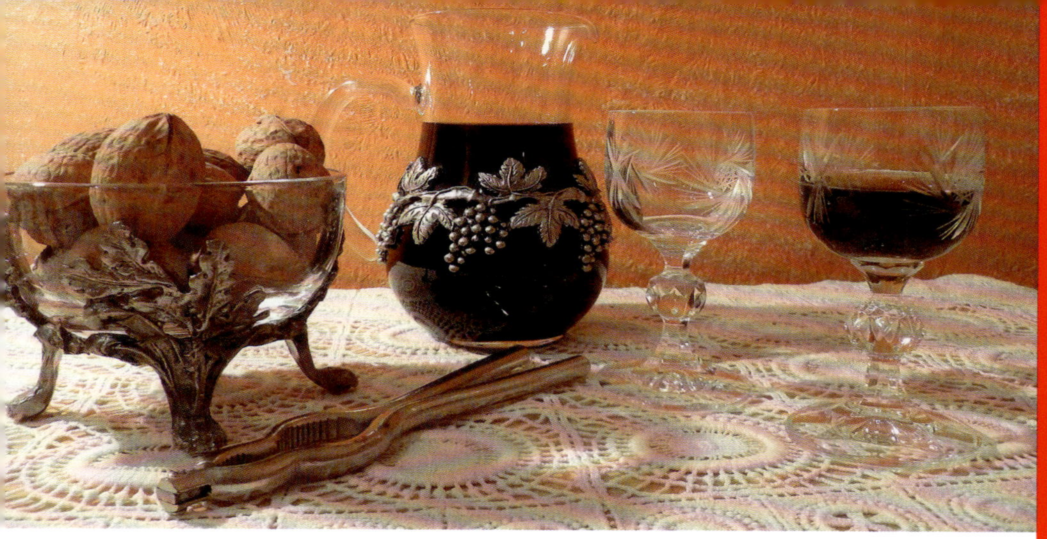

Likör aus grünen Walnüssen

In den Walnusssud werden 1 kg Rohrzucker gegeben und das Ganze langsam unter Rühren zum Kochen gebracht. Die Flüssigkeit wird so lange eingeköchelt, bis sie dickflüssig ist. Dann kann der Sirup in saubere leere Flaschen gefüllt und verschlossen werden. Es wird empfohlen 3-mal täglich nach dem Essen 1 TL Walnusssirup zu sich zu nehmen.

Küchentipp

Ausgelöste Walnüsse sind hervorragend zum Verfeinern von Gebäck und Desserts jeglicher Art geeignet.

Walnusslikör

Es werden 10 grüne weiche Walnüsse etwas zerkleinert. Die geteilten Nüsse gibt man in ein Schraubglas (für 1 l), dazu noch 10 Nelken und 1 Stange Zimt (diese kann ebenfalls geteilt werden). Ein großes Schnapsgläschen mit gutem Honig darüber gießen und das Glas mit 40%igem Schnaps (Klaren) auffüllen, umrühren und gut verschließen. Die Walnussmischung bleibt dann 8 bis 10 Wochen an einem warmen Plätzchen oder am Fenster in der Sonne stehen, bis der fertige Likör durch ein Sieb auf Flaschen umgefüllt und verschlossen wird. Fertig ist der Likörgenuss! Wer es nicht eilig mit dem edlen Tropfen hat, lässt ihn einfach etwas länger stehen, wodurch er noch kräftiger im Geschmack wird.

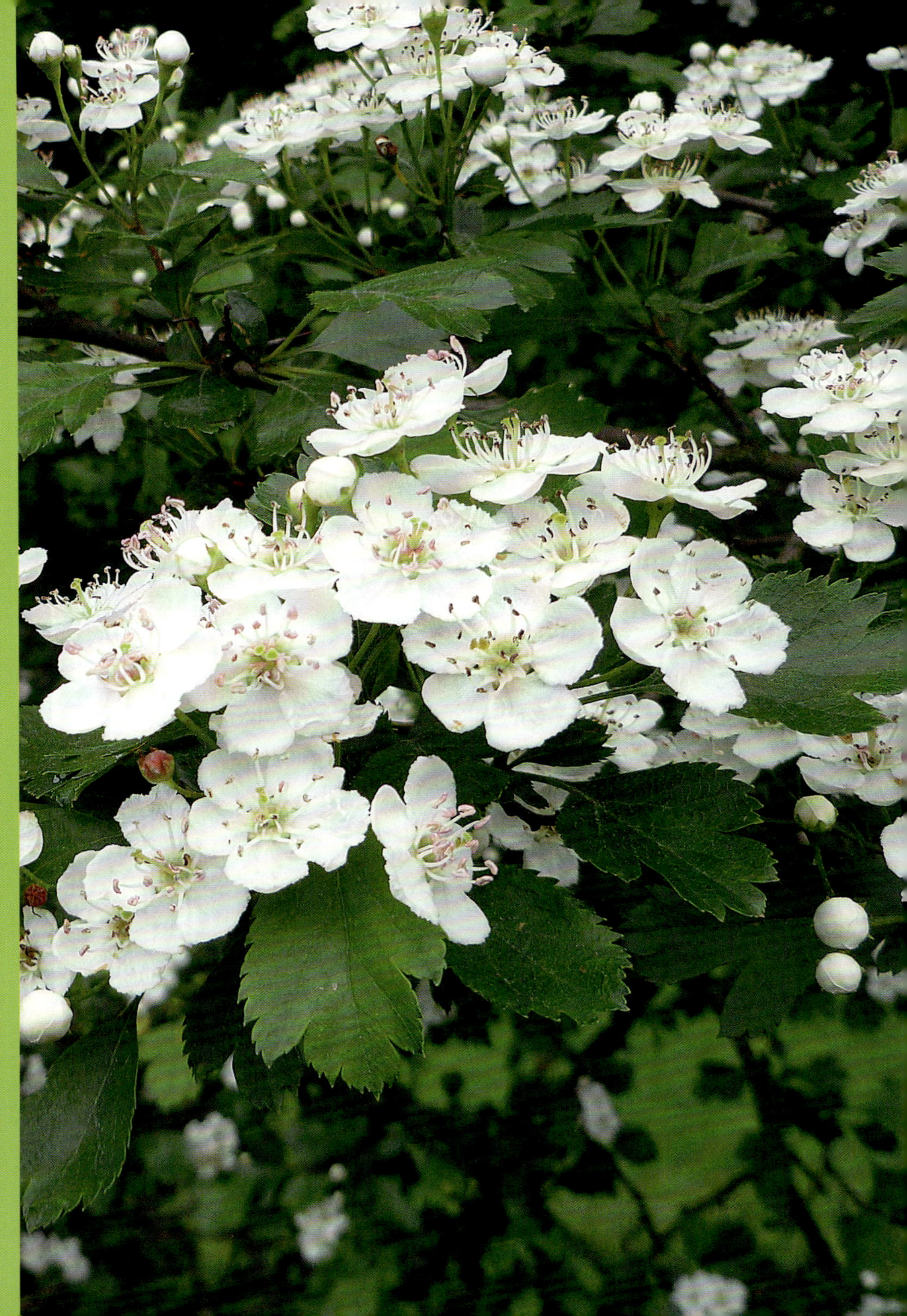

Weißdorn

Eingriffeliger *(Crataegus monogyna)*
Zweigriffeliger *(Crataegus laevigata)*

Standorte: Straßenränder, Berghänge, Wald- und Wiesenränder, sonnige Hänge, Lichtungen
Blüte: Mai bis Juni
Sammelzeit: Frühjahr und Herbst
Verwendete Pflanzenteile: Blüten, Blätter, Früchte (frisch und getrocknet)
Wichtige Inhaltsstoffe: Gerb- und Bitterstoff, Ätherisches Öl, fettes Öl, ungesättigte Fettsäure, Vitamin B und C, Crataegussäure, Kalium, Calcium, Natrium, Pektin, Flavonoide, Saponin, Aesculin, phosphorsaure Salze
Eigenschaften: blutstillend, blutdruckregulierend, beruhigend, stärkend, ausgleichend
Anwendungen: Wechseljahre, Durchblutung der Herzkranzgefäße, Stärkung des Herzmuskels, Herzrhythmusstörungen, Kreislaufstörungen, hoher Blutdruck, Schlaflosigkeit, Arterienverkalkung, Schwindel, Infektionen

Anwendungsgebiete

Weißdorn-Tee sollte jeder ab 50 Jahre vorbeugend ab und zu trinken, um sein alterndes Herz und den Kreislauf aufzufrischen. Weißdorn stärkt die Herzkranzgefäße und den Herzmuskel. Er senkt besonders bei älteren Menschen hohen Blutdruck und wirkt beruhigend. Der Weißdorn ist eine sanfte Medizin für den wichtigsten Muskel unseres Körpers.

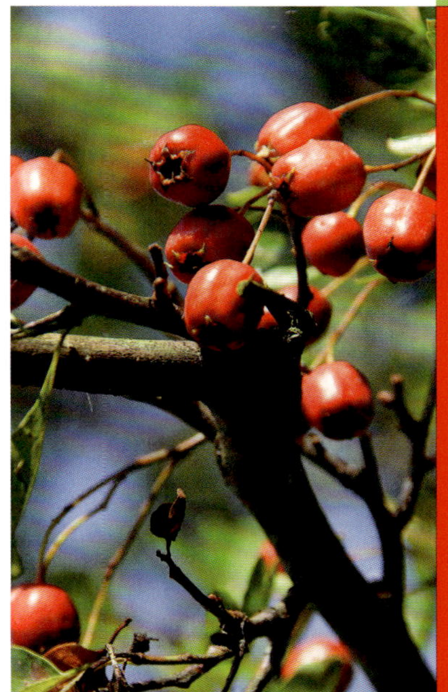

Bild links: *Weißdorn in der Blüte*
Bild rechts: *Die Früchte des Weißdorn*

Pflanzenkunde

Der Weißdorn ist in Europa heimisch genau wie sein Bruder der Rotdorn. Beim Weißdorn gibt es allerdings zwei Arten zu unterscheiden. So gibt es den Eingriffeligen und den Zweigriffeligen Weißdorn. Letzterer ist anhand der Form seiner Blätter für den Laien am einfachsten zu erkennen. In der Heilkunde bedeuten diese Merkmale jedoch keinen Unterschied. Die Anwendungsmöglichkeiten sind bei beiden Arten gleich. Optisch ist er kein großer und starker Baum. Oft wirkt er wie ein größerer Busch mit seinen knorrigen Ästen. Ältere Weißdornbäume können bis zu 10 Meter hoch werden. Seine Zweige haben spitze Dornen, was das Sammeln seiner roten Beerenfrüchte – welche auch als Mehlfäßchen bezeichnet werden – im Herbst nicht immer leicht macht. Sein Holz ist sehr hart und wird gern von der Industrie zur Verarbeitungen für Holzwerkzeuge verwendet.

Mythologie

Im Mittelalter gehörte er zu den Zauberbäumen und sollte Schutz vor jeglicher Art von Hexerei bieten. Mit seinen heilenden Kräften war er der Baum der weißen Magie. Für die Kelten war er wiederum ein heiliger Baum, ein Schutzbaum und seine weißen Blüten symbolisierten für sie Fruchtbarkeit und Unsterblichkeit. Er durfte nicht gefällt werden. Die Druiden bereiteten damals schon aus seinen Substanzen wertvolle Essenzen für den täglichen Gebrauch und für ihre Rituale. In vielen Ländern wie zum Beispiel dem antiken Griechenland oder Rom, fand der Weißdorn ebenfalls seine Verehrung. In Schottland und Irland gehörte der weißblühende Baum den Feen und Elfen. In unserem heutigen Bewusstsein steht der Heilbaum mit seinen wirkungsvollen Inhaltsstoffen gewissermaßen als Naturdoktor für ein gesundes und im Takt schlagendes Herz mit an erster Stelle. Seine pflanzlichen Anwendungen sind wissenschaftlich belegt. In der Volksmedizin und in der pharmazeutischen Industrie werden die Präparate des Heilbaumes in erster Linie dazu verwendet Blutdruck- und Herzprobleme zu kurieren und die Organe zu stärken und zu heilen.

Heilanwendungen

Weißdorntee: Zur Stärkung des Herzens

Für den Tee werden die getrockneten oder frischen Blüten (wer möchte auch die Blätter) verwendet. Für 1 Tasse Tee nimmt man 2 TL getrockneten Weißdorn, übergießt ihn mit kochendem Wasser, lässt ihn 15 Minuten abgedeckt ziehen und trinkt bis zu 3 Tassen täglich 4 Wochen lang als eine Art Kur zur Stärkung der Herzkranzgefäße, zur Regulierung des Blutdrucks und für das allgemeine Wohlbefinden.

Weißdorn mit Rotwein

Gesucht werden die roten Beeren im Herbst. Sie werden mit einem Löffel oder in einem Mörser leicht zerdrückt. Eine 0,7 l-Flasche oder ein anderes Glasgefäß wird bis zur Hälfte mit der Masse gefüllt. Nun übergießt man die Früchte mit einem guten süßlichen Rotwein, verschließt das Gefäß und lässt die Flasche 6 Wochen lang in der Wärme stehen. Danach werden die Früchte durch ein Sieb und der Weißdornwein in eine Flasche abgegossen. So erhält man einen guten Tropfen zur Stärkung des Herzens und für den Kreislauf. Es empfiehlt sich dann hin und wieder ein Likörgläschen voll Weißdornrotwein zu trinken.

Der Weißdorn im Volksmund

Wer sich in der Gesellschaft von Weißdornbäumen aufhält, dem vertreibt der Heilbaum den Trübsinn und gibt den Frohsinn zurück. In seinem Schutz erlebt man Freude. Menschen die eine tiefgreifende Zerrissenheit in sich tragen, die weit zurück in ihr Leben reicht, hilft der Weißdorn und übernimmt eine regulierende Rolle.

Küchentipp

Weißdornschnaps

Wer ein Schnäpschen verträgt, sollte sich ruhig diesen Tropfen ansetzen. Gesucht werden ca. 80 g Weißdornfrüchte. Man gibt sie in ein Gefäß und übergießt sie mit ½ l gutem Branntwein oder Korn (40 %). Wer Zucker verträgt, gibt etwas braunen Zucker dazu. Nach 3 Wochen schmeckt man ihn ab, gibt nach Wunsch Honig oder Zucker dazu und lässt ihn nochmals 2 Wochen ziehen. Danach wird der Schnaps von den Früchten abgegossen. Täglich können 1 bis 2 Likörgläser getrunken werden um das Herz in Schwung zu bringen.

Weißdorngelee mit Holunder

Gesucht werden die frischen, roten Weißdornfrüchte. 800g der Beeren werden in einen Topf geschüttet, mit wenig Wasser bedeckt und ca. 30 Minuten lang gekocht. Anschließend werden die weichen Beeren durch ein Sieb gedrückt, damit die Kerne zurück bleiben. Das ausgedrückte Beerenmus kommt wieder in den Topf. Es werden ½ l Holunderbeersaft und Gelierzucker 1:1 dazu gegeben. Alles zusammen wird un-ter Rühren schnell aufgekocht und ca. 3 Minuten gekocht. Als letztes einen Spritzer Zitrone dazu geben und dann den Topf vom Herd nehmen und das Gelee heiß in Gläser füllen und sofort verschließen.

Empfehlung:

Statt Holunderbeersaft kann jeder andere Saft (z. B. Sanddorn, Brombeeren, Himbeeren) für das gesunde Weißdorngelee verwendet werden. Außerdem können die gekochten, herzstärkenden Früchte mit anderen Herbstfrüchten und Obstsorten z. B. Brombeeren, Himbeeren, Äpfel, Birnen, Pfirsichen etc. zu schmackhaften Desserts verarbeitet werden. Der Möglichkeiten zur Nahrungsergänzung aus der Wald- und Naturküche gibt es unendlich viele, die Kenntnis der Natur und ihres Pflanzengebotes vorausgesetzt!

Bild rechts: *Weißdornblütentee und getrocknete Früchte*

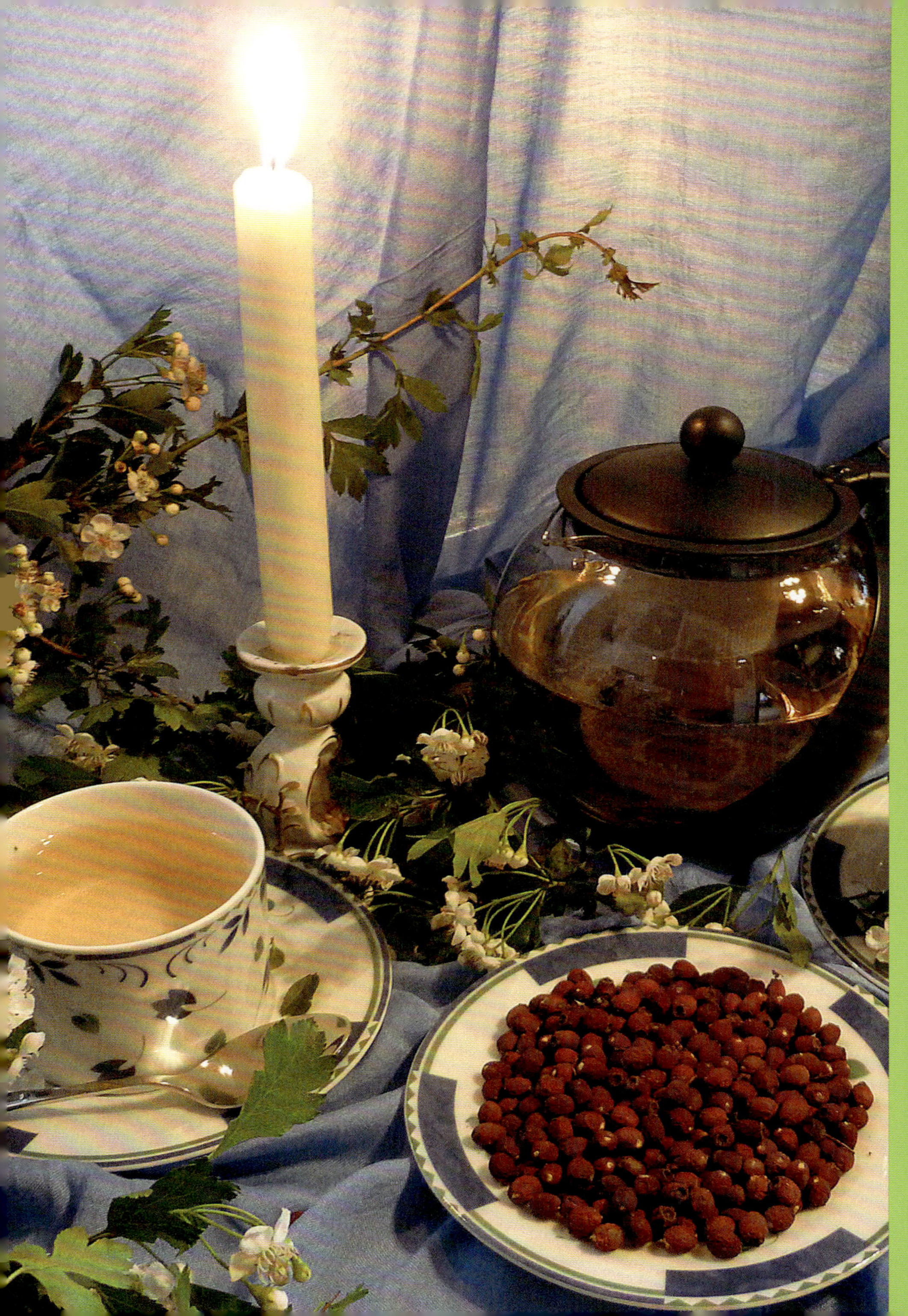

	Anwendungen	Pflanzen
A	**Abführend**	Eberesche
	Ablagerungen	Birke
	Akne	Eiche, Ahorn, Haselnuss, Walnuss
	Angina	Kiefer, Linde, Walnuss
	Antriebsschwäche	Fichte
	Antibakteriell	Birke
	Antiseptisch	Buche
	Appetitanregend	Buche
	Arterien/Verkalkung	Wallnuss, Weißdorn
	Arthritis	Ahorn
	Asthma	Fichte
	Atemwegserkrankungen	Buche, Linde, Rosskastanie
	Ausgleichend	Weißdorn
B	**Bäder**	Eiche, Rosskastanie, Fichte, Birke, Walnuss, Kiefer
	Beine	Ahorn, Eiche, Kiefer, Walnuss
	Beruhigend/ Nervensystem	Birke, Buche, Weißdorn
	Bettnässen	Eiche
	Blase/Harnwege	Eberesche, Eiche, Fichte, Kiefer, Linde
	Blockaden	Birke
	Blutarmut	Fichte
	Blutdruck hoch	Weißdorn
	Blutfluss	Rosskastanie
	Blutgefäße	Rosskastanie
	Blutreinigend	Birke, Eberesche, Haselnuss, Rosskastanie, Walnuss, Holunder
	Blutstillend	Eiche, Haselnuss, Weißdorn, Eberesche
	Blutungen	Haselnuss
	Bronchien	Eberesche, Fichte, Kiefer, Walnuss, Holunder, Rosskastanie
C	**Cellulitis**	Birke
	Cholesterin	Walnuss
D	**Darmkatarrh**	Eiche, Haselnuss, Rosskastanie
	Darmprobleme	Eiche, Fichte, Rosskastanie, Walnuss
	Desinfizierend	Birke, Kiefer, Haselnuss, Buche
	Diabetes	Walnuss
	Durchblutung	Kiefer, Weißdorn, Rosskastanie
	Druchblutungsfördernd	Kiefer, Weißdorn, Rosskastanie
	Durchfall	Eberesche, Eiche

	Anwendungen	Pflanzen
E	**Einreiben**	Rosskastanie, Fichte, Kastanie
	Ekzeme	Eiche, Kiefer, Haselnuss, Walnuss
	Entschlackend	Holunder
	Entspannend	Birke, Fichte
	Entwässerung	Birke
	Entzündungshemmend	Ahorn, Birke, Eiche, Holunder
	Erkältung	Buche, Eberesche, Fichte, Kiefer, Linde, Holunder, Rosskastanie
	Erschöpfung/Ausgelaugt	Fichte
F	**Fettleibigkeit**	Haselnuss
	Fieber	Ahorn, Buche, Linde, Haselnuss, Holunder
	Fisteln	Walnuss, Fichte
	Flechten	Walnuss, Eiche
	Frühjahrskur	Birke
	Furunkel	Fichte
	Füße	Ahorn, Fichte, Kiefer
G	**Galle**	Ahorn, Eiche, Fichte
	Gedächtnis	Walnuss
	Geschwollene Glieder	Ahorn
	Gelenke/Ablagerungen	Ahorn, Birke, Fichte, Kiefer
	Gemüt	Birke
	Geschwüre	Ahorn, Buche, Kiefer, Haselnuss, Walnuss
	Gicht	Buche, Birke, Eberesche, Fichte, Kiefer, Rosskastanie, Holiunder
	Gleichgewicht	Ahorn
	Gliederschmerzen	Fichte
	Grippe	Linde, Haselnuss, Eiche, Holunder
H	**Haare**	Birke
	Hals	Eberesche, Fichte
	Hämorrhoiden	Eberesche, Eiche, Haselnuss, Rosskastanie, Holunder, Walnuss
	Harnprobleme	Birke, Kiefer
	Harntreibend	Eberesche, Birke
	Hautentzündungen	Ahorn, Birke, Kiefer
	Hauterkrankungen	Ahorn, Buche, Fichte
	Hautprobleme	Birke, Buche, Eiche, Fichte, Kiefer, Holunder
	Hautstraffung	Haselnuss
	Heiserkeit	Eberesche, Kiefer
	Hektik	Ahorn, Weißdorn
	Herpes	Holunder
	Herz	Linde, Rosskastanie, Walnuss, Weißdorn

	Anwendungen	Pflanzen
	Herzkranzgefäße	Weißdorn
	Herzrhythmusstörung	Weißdorn
	Hexenschuss/Ischias	Fichte
	Husten	Eberesche, Fichte, Kiefer, Linde, Haselnuss, Rosskastanie, Walnuss, Holunder
I	**Immunsystem**	Eberesche, Holunder
	Infektionen	Eberesche, Weißdorn
	Innere Unruhe	Fichte
	Insektenstiche	Ahorn, Fichte, Holunder
K	**Kalkablagerung**	Birke
	Keimtötend	Kiefer, Eberesche, Eiche
	Krampfadern	Rosskastanie, Walnuss
	Kreislauf	Rosskastanie, Walnuss
	Kühlend	Ahorn, Buche
L	**Leber**	Ahorn, Eiche
	Leistungssteigernd	Rosskastanie, Walnuss
	Lunge	Buche, Fichte, Haselnuss, Kiefer
	Lungenentzündung	Haselnuss
	Lymphanregend	Eberesche
M	**Magen**	Eiche, Fichte, Rosskastanie
	Magenprobleme	Eberesche, Rosskastanie, Walnuss
	Magenstärkend	Eberesche
	Melancholie, Traurigkeit	Kiefer, Weißdorn
	Menstruationsstörungen	Eberesche, Eiche
	Mund/Zahnfleisch	Buche, Eiche
	Muskeln	Kiefer
	Muskel- und Gelenkschmerzen	Kiefer, Fichte
N	**Nase**	Rosskastanie
	Nerven	Walnuss
	Nervöse Erscheinungen	Fichte
	Nieren	Birke, Eberesche, Kiefer, Linde, Holunder
	Nierengrieß	Birke
P	**Pilztötend**	Eberesche
	Prostata	Eberesche
R	**Rachen**	Rosskastanie
	Rachitis	Fichte
	Rheuma	Buche, Birke, Eberesche, Fichte, Kiefer, Rosskastanie, Holunder

	Anwendungen	Pflanzen
	Rücken	Fichte
S	**Schlafstörungen**	Fichte, Kiefer, Linde, Weißdorn
	Schlecht heilende Wunden	Eiche
	Schnupfen	Kiefer, Linde
	Schorf	Rosskastanie, Walnuss
	Schulter	Fichte
	Schuppen	Birke
	Schweißfüße	Eiche
	Schweißhemmend	Eiche
	Schweißtreibend	Haselnuss, Holunder, Linde
	Schwellungen	Fichte
	Schwindel	Weißdorn
	Schwitzen	Holunder
	Seele	Buche, Birke, Eberesche, Holunder, Kiefer, Weißdorn
	Seelische Blockaden	Birke
	Sitzbäder	Eiche
	Skorbut	Eberesche
	Sonnenbrand	Holunder
	Stärkend	Eiche, Kiefer, Walnuss, Weißdorn
	Stoffwechsel	Birke, Eberesche, Kiefer, Linde, Haselnuss
	Stopfend	Eiche, Haselnuss
	Stress	Ahorn
	Stuhlgang	Eberesche
T	**Tripper**	Walnuss
U	**Umschläge**	Ahorn, Buche, Eiche, Kiefer, Walnuss
V	**Venenprobleme**	Rosskastanie, Walnuss
	Verdauungsprobleme	Walnuss
	Verschleimung	Fichte
	Verstopfung	Eberesche, Eiche
W	**Wachstumsfördern**	Kiefer
	Wechseljahre/Klimakterium	Eiche, Weißdorn
	Weißfluss	Eiche, Fichte, Walnuss
	Wohlbefinden	Eiche, Weißdorn
	Wunde Stellen	Ahorn, Buche
	Wundheilung	Birke, Eiche, Kiefer, Haselnuss
Z	**Zahnfleisch**	Eiche
	Zusammenziehend	Eiche

Literatur- und Quellenverzeichnis

GRUDZIELSKI, ELVIRA: Mein Thüringer Kräuterland, Peter Arfmann Verlag, Suhl 1997

GRUDZIELSKI, ELVIRA: Gesundheit von der Wiese, Demmler Verlag, Ribnitz-Damgarten 2012

HELM, EVA MARIE: Feld-, Wald- und Wiesenkochbuch, W. Heyne Verlag, 1992

HERTWIG, H.: Gesund durch Heilpflanzen, Deutsche Buchgemeinschaft, 1938

LIEBMANN, ELVIRA: Wildpflanzen und Rezepte, Greifen Verlag, Rudolstadt 2011

LIEBMANN, ELVIRA: Das Thüringer Kräuterland, Edition Burghügel, Rudolstadt

PAHLOW, M.: Das große Buch der Heilpflanzen, Bechtermünz, 2001

PILAKE, RITA: Natürliche Hausapotheke, Fach Verlag, 2002

ROMAGNOLI, GIOIA: Klassische Kräuter und Heilpflanzen, Stürtz Verlag, Würzburg 1994

VOLAK, J./STODOLA, J./SEVERA, F.: Das große Buch der Heilpflanzen, Artia Verlag, 1983

WOLF, S. HELMUT: Heilkräuter für Gesunde und Kranke, Pinguin Verlag, 1987

ZIEGLER, MARIANNE ELISABETH: Die 12 Großen Heilbäume Mitteleuropas, Mächler Verlag, 2011

Sammlung vorzüglicher Hausmittel, Verlag F. A. Weigand um 1900

Herzlichen Dank auch an Prof. Helmut Witticke aus Schwarzburg, für die Beratung und Hilfe bei der Bezeichnung meiner Fotoauswahl.

Zur Autorin

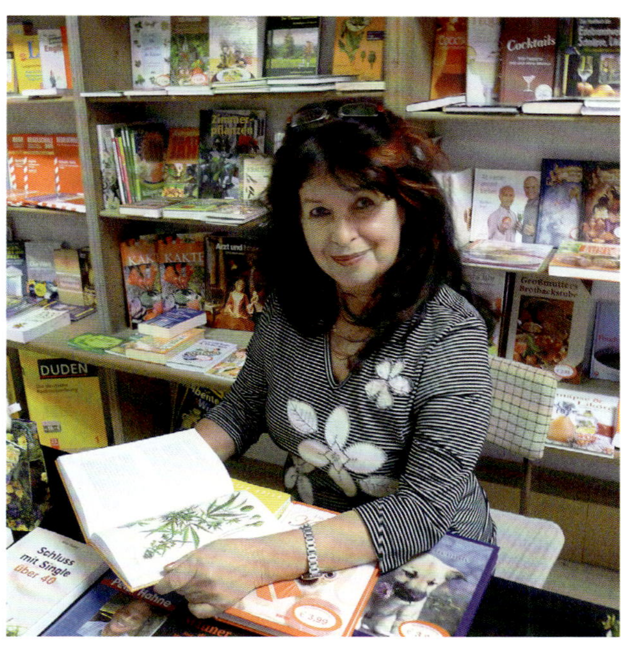

Elvira Grudzielski, geb. Liebmann wurde 1950 in Rudolstadt/ Thüringen geboren. Der Umgang mit der Natur und ihren Pflanzenschätzen gehörte von Kindesbeinen an zu ihrem Alltag. Bis ins 17. Jahrhundert gab es in ihrer Familie der „Liebmänner" Apotheker, Laboranten und Medizinmänner (Olitätenhändler). Ihr Urgroßvater vertrieb noch um 1930 die begehrten Thüringer Heilmittel bis nach Österreich. Das überlieferte Familienwissen gibt die gelernte Buchhändlerin heute weiter; sie hält Vorträge in Kliniken und Schulen und veranstaltet Workshops zum Thema Kräuter und Olitätenwissen (www.kraeuterland.com). 1992 meldete sie eine eigene Marke beim Deutschen Patentamt München an. Im Jahre 1994 wurde auf Grundlage ihrer Ideen der „Olitätenverein im Thüringer Kräutergarten" gegründet. Heute sind Heilkräuter ihr zweites Standbein und wenn es ihre Freizeit erlaubt malt sie gerne Bilder in Öl. Die Autorin lebt und arbeitet in Thüringen.

In der beliebten Naturpflanzenreihe für Küche und Hausapotheke sind bisher erschienen:
Jeder Band mit zahlreichen Farbfotos zu einem Preis von **8,95 €**

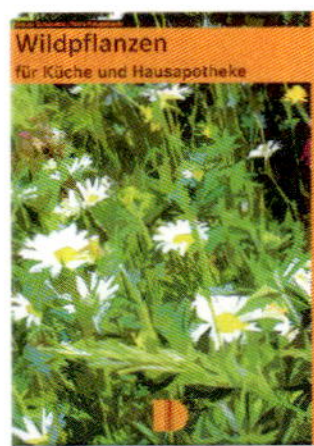

Ursula Schönfeld
Petra Neugebauer
ISBN 978-3-910150-68-3

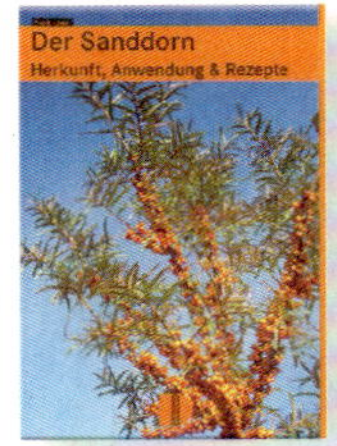

Evemarie u.Frank Löser
ISBN 978-3-944102-03-0

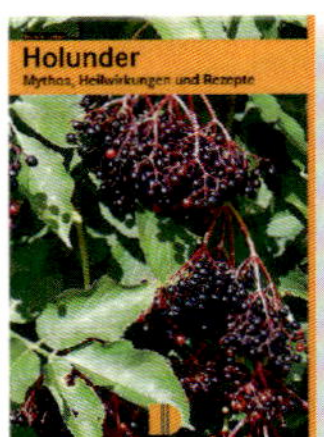

Krystin Liebert
ISBN 978-3-910150-79-9

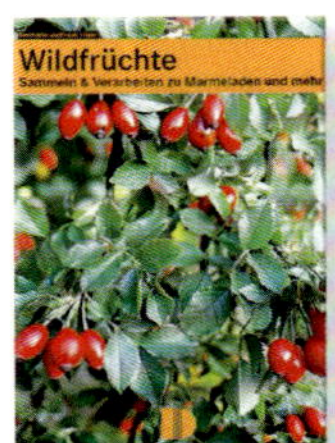

Evemarie u.Frank Löser
ISBN 978-3-910150-80-5

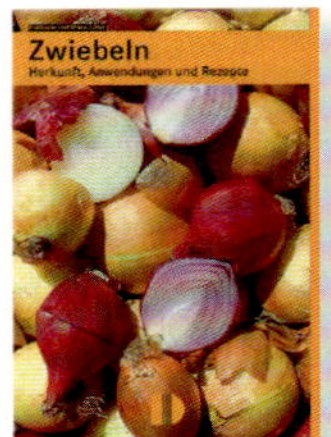

Evemarie u.Frank Löser
ISBN 978-3-910150-87-4

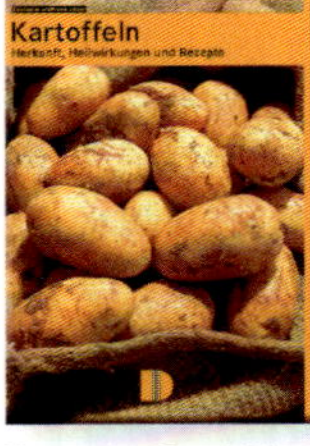

Evemarie u.Frank Löser
ISBN 978-3-910150-88-1

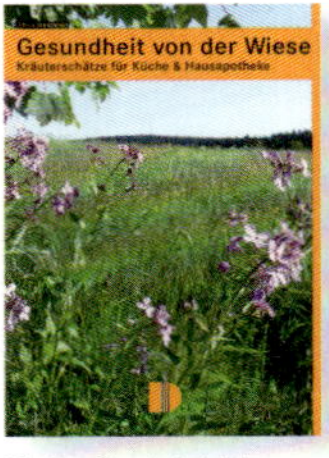

Elvira Grudzielski
ISBN 978-3-910150-95-9

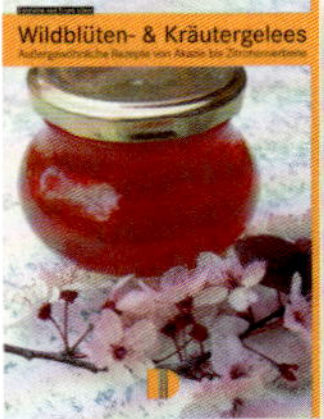

Evemarie u.Frank Löser
ISBN 978-3-944102-16-0

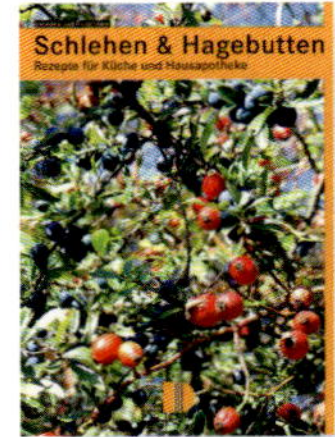

Evemarie u.Frank Löser
ISBN 978-3-910150-97-3

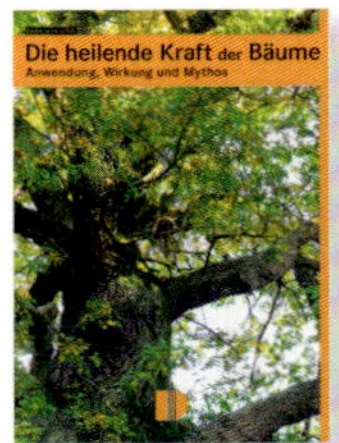

Elvira Grudzielski
ISBN 978-3-944102-01-6

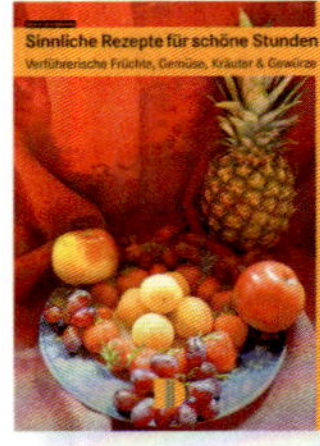

Elvira Grudzielski
ISBN 978-3-944102-04-7

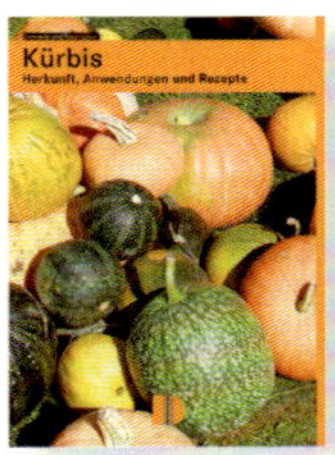

Evemarie u.Frank Löser
ISBN 978-3-944102-05-4

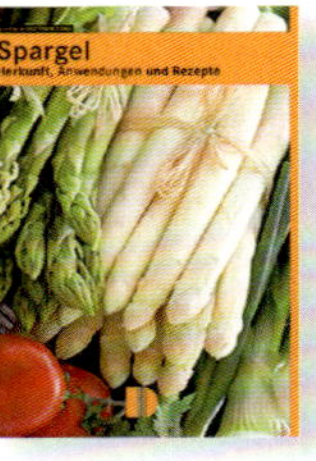

Evemarie u.Frank Löser
ISBN 978-3-944102-08-5

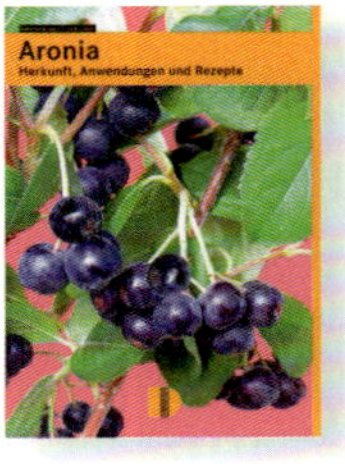

Evemarie u.Frank Löser
ISBN 978-3-944102-11-5

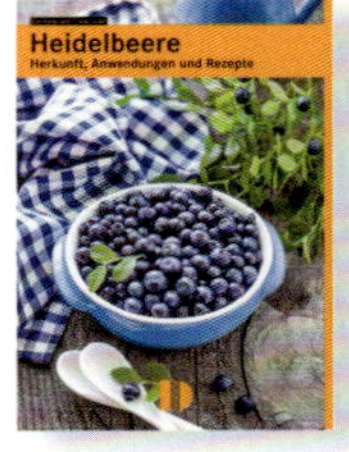

Evemarie u.Frank Löser
ISBN 978-3-944102-12-2

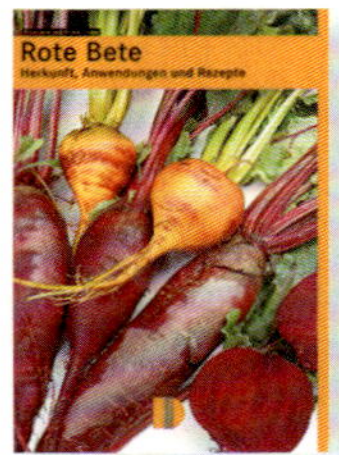

Evemarie u.Frank Löser
ISBN 978-3-944102-18-4

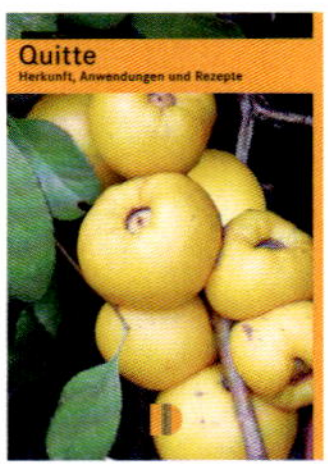

Evemarie u. Frank Löser
ISBN 978-3-944102-21-4
(in Vorbereitung)

Erhältlich in jeder Buchhandlung oder bei
DEMMLER VERLAG GmbH
An der Bäderstraße 7c
18311 Ribnitz-Damgarten
Tel. 03821 / 706397
Fax 03821 / 708876
info@demmlerverlag.de

Bestellannahme
Verlagsauslieferung *grünes herz*®
Tel. 03677 / 46628-10
Fax 03677 / 46628-11
bestellung@gruenes-herz.de